基于血管导向的
胃癌完整系膜切除术

主　编　陈路川

副主编　魏晟宏　叶再生

编　者（以姓氏汉语拼音为序）

陈路川　福建省肿瘤医院

韩　帅　南方医科大学珠江医院

王　益　福建省肿瘤医院

魏晟宏　福建省肿瘤医院

叶素芳　福建省肿瘤医院

叶再生　福建省肿瘤医院

曾　奕　福建省肿瘤医院

绘　图（以姓氏汉语拼音为序）

冯　源　南方医科大学

韩　帅　南方医科大学珠江医院

马红旗　南方医科大学

麦锦胜　南方医科大学

人民卫生出版社

·北　京·

图书在版编目（CIP）数据

基于血管导向的胃癌完整系膜切除术 / 陈路川主编.

北京：人民卫生出版社，2024. 7. -- ISBN 978-7-117

-36502-4

Ⅰ. R735. 2

中国国家版本馆 CIP 数据核字第 2024J1S708 号

人卫智网	www.ipmph.com	医学教育、学术、考试、健康， 购书智慧智能综合服务平台
人卫官网	www.pmph.com	人卫官方资讯发布平台

基于血管导向的胃癌完整系膜切除术

Jiyu Xueguan Daoxiang de Wei'ai Wanzheng
Ximo Qiechushu

主　　编：陈路川

出版发行：人民卫生出版社（中继线 010-59780011）

地　　址：北京市朝阳区潘家园南里 19 号

邮　　编：100021

E - mail：pmph @ pmph.com

购书热线：010-59787592　　010-59787584　　010-65264830

印　　刷：北京盛通印刷股份有限公司

经　　销：新华书店

开　　本：787 × 1092　1/16　　印张：9

字　　数：166 千字

版　　次：2024 年 7 月第 1 版

印　　次：2024 年 9 月第 1 次印刷

标准书号：ISBN 978-7-117-36502-4

定　　价：160.00 元

打击盗版举报电话：010-59787491　E-mail：WQ @ pmph.com

质量问题联系电话：010-59787234　E-mail：zhiliang @ pmph.com

数字融合服务电话：4001118166　E-mail：zengzhi @ pmph.com

主编简介

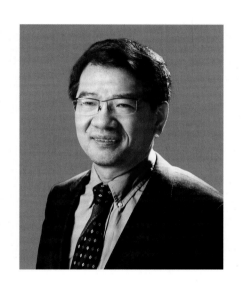

陈路川，福建省肿瘤医院大外科主任、胃肠肿瘤外科亚专科主任、胃肠肿瘤多学科综合治疗专家组组长，主任医师，教授，兼任中国医师协会外科医师分会上消化道外科医师委员会副主任委员、中国医师协会结直肠肿瘤专业委员会副主任委员、中国抗癌协会胃癌专业委员会常务委员兼外科学组副组长、中国研究型医院学会消化道肿瘤专业委员会副主任委员、中国 NOSES 联盟副主席、中国抗癌协会胃肠间质瘤专业委员会常务委员、中国临床肿瘤学会胃肠间质瘤专家委员会常务委员等国家级学会副主任委员、常务委员；任福建省抗癌协会胃癌专业委员会主任委员、中国肿瘤 MDT 联盟福建联盟主席、福建省抗癌协会大肠癌专业委员会副主任委员、中国抗癌协会胃癌科普福建省肿瘤医院教育基地主任等省级学会主任委员、副主任委员。参编人民卫生出版社出版专著 3 部，作为执笔人参与编写 20 余篇国家级学术指南及专家共识，承担及参与 20 余项省部级以上科研课题，发表学术论文 100 余篇，担任 4 家 SCI 期刊和国家级期刊编委，获国家级、省部级科技奖 10 余项。

序 一

　　胃癌是严重危害我国居民健康的最常见恶性肿瘤之一。我国临床收治的胃癌病例以局部进展期为主。近年来胃癌诊治领域取得了长足进步，已经进入围手术期治疗、微创手术及免疫治疗时代。尽管如此，手术仍然是胃癌治愈的唯一有效手段。中国抗癌协会胃癌专业委员会自 2008 年起在全国开展的胃癌标准手术巡讲，历时 5 年，培训了全国各省市近万名胃肠外科医师，使我国的胃癌外科治疗水平获得了显著进步。胃癌的外科治疗已有 100 余年的历史，在这长久的历史当中，胃癌手术经历了各类手术入路的导向，包括以解剖血管为导向，以清扫淋巴结为导向，以整块切除为导向，这些都在胃癌外科发展的历史长河中写下浓墨重彩的一笔。

　　全直肠系膜切除术（total mesorectal excision，TME）和完整结肠系膜切除术（complete mesocolic excision，CME）在结直肠肿瘤根治术中的开展，以及其对于改善预后、降低复发率、减少并发症的有效性得到论证，改变了经典解剖学的观念和外科解剖的理念，外科膜解剖时代随之来临。膜解剖理论认为系膜表面的浆膜和筋膜形成了一个类似"信封"的结构，这是肿瘤细胞转移的组织屏障，完整切除"信封"可以彻底地清扫淋巴结。然而如何辨别膜的层面以及系膜的边界，一直以来都是外科医师争论的焦点。

　　陈路川教授是我国著名的胃肠外科学家，他带领团队多年来一直沉心思考，脚踏实地地进行局部进展期胃癌合理淋巴结清扫范围，尤其是膜解剖方向的研究，做了大量细致、严谨、开创性的工作。本人曾多次观摩陈路川教授的腹腔镜手术演示，其手术操作技法炉火纯青、淋巴结清扫行云流水，达到了胃癌外科领域的极高境界。本人有幸通读了本书的初稿，全书从胃癌外科术式的演变、组织学发生、系膜筋膜解剖、手术基本步骤等方面进行了图文并茂的阐述，内容全面，重点突出。本书最大特色是提出了一种新的概念和理论——以血管为导向的胃癌完整系膜切除，对于胃周系膜的起止点做了准确的界定和描述，非常形象生动，一目了然,是胃癌外科医师掌握精准膜解剖技术的不可多得的好参考书。本书不仅适合从胃癌手术起步阶段学起的中青年医师,对那些在胃癌手术方面已经有丰富经验的专家来说也是一次提升和再学习的机会。我们有理由相信,《基于血管导向的胃癌完整系膜切除术》的出版发行,必将进一步提高我国胃癌外科整体治疗水平,为实现"健康中国2030"美好愿景作出贡献。

中国抗癌协会胃癌专业委员会第六届主任委员
中国医师协会外科医师分会肿瘤外科医师委员会候任主任委员
天津医科大学肿瘤医院胃癌中心主任
2023年5月于天津

序 二

　　膜解剖概念的出现改变了传统外科解剖注重器官和血管解剖的观点。膜解剖的"膜"，来源于胚胎时期中胚层形成的原始系膜，在演变过程中发生了旋转、延伸和融合，改变了原始的形态。所以膜解剖理念的提出，对于从"膜"构成的多个解剖层面中选择合理的手术层次，具有非常积极的意义。

　　膜解剖概念一直处在认知的演变过程中，正如一开始的时候，大家都认为只有小肠和结肠才具有扇形血管网络的系膜，直到直肠系膜的概念被 Bill Heald 教授提出，而后随着腔镜技术的壮大发展，许多系膜的亚微结构被不断认识，最终证实了系膜在消化道器官中的普遍存在性。外科解剖学的实质就是恢复这些已经变化了的系膜解剖结构并了解其变化的轨迹，弄清来龙去脉，为手术指明更加清晰的道路。同时，膜解剖的概念中提出进行肿瘤的彻底切除和淋巴结的深入清扫，也十分符合肿瘤外科原则。

　　陈路川教授团队在本书中提出了一种新的概念和理论——以血管为导向的胃癌完整系膜切除，对于胃周系膜的起止点做了准确的界定和描述，这种概念新颖且具有实践性，是其多年来在膜解剖方向思考、总结、创新、升华的成果，也是基于对淋巴结转移规律研究的结果，对于提高胃癌的根治率和 5 年生存率具有重要意义，我十分赞赏和推荐。作者从临床角度出发，汇集多年的临床经验，把经典解剖学和外科临床紧密结合，而且全书内容图文并茂，重点突出，插图非常形象生动。我想，本书能为正在从事或希望从事胃癌外科相关工作的广大医师、学者及学生提供十分有益的帮助。

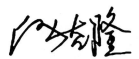

中国抗癌协会胃癌专业委员会第五届副主任委员兼外科学组组长
中国抗癌协会胃肠间质瘤专业委员会第一届主任委员
中山大学医学院原院长
中山大学附属第七医院院长
2023 年 5 月于广州

序 三

　　诚挚地祝贺，福建省肿瘤医院陈路川教授，完成并出版了《基于血管导向的胃癌完整系膜切除术》一书，不仅因为其卓有成效的工作，更是因为在膜解剖理论的"大辩论"中，又新增了一员。

　　每一次科学进步，都伴随有一场大辩论（great debate）。无论是震撼人心的日心说、进化论，还是一个个名不见经传的小项目，概莫能外。膜解剖理论，也同样不能例外。这是因为它们是大自然的客观存在，但是人们对它们的认知却无法统一，而且，膜解剖理论与患者的生命息息相关。

　　自然存在的事物，犹如天上的星星，任何人都可以依据自己的直观认识，来展开一番哲学思辨。这世界有那么多人，外科医师也不少，关于膜的说法有多少，可想而知。这些轮番登场、五花八门的说法，谁也说服不了谁，反而恰恰佐证了，原来人们真的不知道真相。表面上，人们不知道什么是真相，更深层次上却是不知道获得真相的方法和途径。

　　陈路川教授的书中，对形形色色的学说，进行了一一列举，足见这一辩论由来已久，但往往又无疾而终，原因在于预言不明晰，无法证伪，也就没有什么结论，只是现象的罗列，说说而已。直到 TME/CME 的成功报道后，人们又对本已渐渐远去的争论重燃兴趣。原因有三：一是人们将系膜切除理念应用于胃癌外科，却无功而返，众所周知大网膜是胃系膜，可胃系膜切除却与生存率的提高无关（JCOG1001 试验）。二是都知道 TME/CME 有助于区域淋巴清扫，可实际上 N_0 病例也得到生存获益。三是既然系膜切除在胃癌外科无效，那么系膜是肠道独有的吗？系膜是什么？为什么系膜切除能改善生存率？肠外有无系膜？这些问题，来到了人们面前。以往形形色色的学说，没能回答这些问题，尤其是在胃癌外科方面，通过不了验证，是其症结所在，最终成了空泛的坐而论道，原地打转。

　　于是，我们提出并证实了胃背系膜近侧段（proximal segment of dorsal mesogastrium，PSDM）的结构和形态（即桌子模型，table model），及其内存在"第五转移"，建立了 D_2 范畴内的胃背系膜近侧段完整切除手术方式（D_2+CME）。在此手术下,可以明显降低手术出血量和"癌泄漏"(cancer leak),从而使局部进展期胃癌的外科学效果和肿瘤学获益同步改善。这样,让胃癌外科久悬未决的难题(出血和复发)得以解决,使得久已固化的解剖框架(大网膜是胃系膜的认知)得以修正;如此夯实的系膜结构性本质,打破了以往认为系膜为肠道所独有的认知局限,开启了肠外系膜认识和利用的时代;解剖学探究从原来的器官、供养系统等结构的研究,上升到它们的载体——广义的系膜,这一全新的维度展开了,而前人所谈及的间隙/层面、融合筋膜等,只是广义的系膜和系膜床之间的一种"次生现象"。这些结构、事件、规律,没有以往已被实证的语言可给出连贯一致的描述,便产生了一个又一个可验证的新概念和新预言,它们万涓成水、汇聚成河,形成了一个新理论——膜解剖。

不乏有人认为,层面说、筋膜说、系膜说、间质说与膜解剖"相互包容",遗憾的是,它们只是膜解剖结构中某一个侧面和片段,没能触及膜解剖的结构全貌、因果关系、普遍秩序,甚至将筋膜与浆膜、原生与次生、组织与解剖相混淆,以至于无法验证。陈路川教授的专著,正是用手术来印证,究竟哪种说法更具唯一性、质疑性、独立性和包容性,进而找出哪种说法更简洁、更自然、更精确、解释度更广,从而让读者去判断,哪种说法为真。因为实证,是科学研究中最重要的一块基石,这是我推荐本书的另一原因。毕竟,比科学研究更重要的是,弘扬科学精神,践行科学范式。

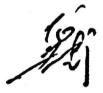

中华医学会外科学分会委员
中华医学会外科学分会实验外科学组副组长
华中科技大学同济医学院附属同济医院教授
2023 年 5 月于武汉

前　言

　　1881 年，奥地利 Theoder Billroth 医师在没有静脉输液的情况下，为一位胃癌患者施行了首例胃大部切除术，开启了胃癌的手术治疗先河。1900 年，德国 Mikulicz 医师提出了胃癌直接蔓延、淋巴转移、血液转移、腹膜播种 4 种转移方式的概念。20 世纪初，美国、英国、日本的外科医师将淋巴结清扫应用到胃癌手术治疗中。到了 20 世纪 40—70 年代，随着输血、补液、抗感染、镇痛等技术的不断开发，胃癌手术安全性随之提高，以日本学者为代表，胃癌手术范围逐渐扩大，直至开展"联合脏器切除 + 扩大淋巴结清扫术"的实践。在这之后，从 20 世纪 90 年代开始，胃癌手术又逐渐回归至"胃切除术 +D_2 淋巴结清扫"标准术。10 余年来，随着早期胃癌的检出率不断增加，保留功能的胃癌缩小手术也得到广泛开展。

　　在外科手术方面，经历了对血管解剖导向、淋巴结清扫导向、整块切除导向的不断认识后，1982 年英国 Heald 医师提出了直肠癌根治术的全直肠系膜切除术（TME）原则，在实践中，由于完整系膜的切除大大降低了进展期直肠癌患者局部复发率，提高了生存率，使得膜解剖成为近 40 年来的热门话题。早在 1885 年，奥地利学者 Toldt 就提出了肠系膜是包含血管、淋巴、脂肪、神经等组织构成的复合结构，率先奠定了膜解剖理论基础。日本学者高桥孝在《大肠癌根治术》一书中，从筋膜的角度阐释了膜解剖，提出"圆筒和圆筒壁理论"。2009 年，德国 Hohenberger 医师的完整结肠系膜切除术（CME）理论，再次强调了完整切除结肠系膜的重要性。2010 年，日本学者篠原尚著书《图解外科手术：从膜的解剖解读术式要点》（第 3 版），认为胚胎时期胃肠道的旋转形成了复杂的三维构造，引起了一连串各脏器间筋膜的"冲突"和"愈着"，手术就是要正确解除这些"愈着"，力争使其恢复到"冲突"发生之前的状态。日本学者三毛牧夫教授也于 2012 年出版《腹腔镜下大肠癌手术》，认为消化系统的器官存在粘连和融合两种组织学形态，强调通过理解"融合筋膜"的概念来实现对消化管道的最终准确分离。2017 年，爱尔兰学者 J. Calvin Coffey 教授著书《胃肠外科手术系膜解剖原理：基础和临床应用》，首次提出肠系膜是一个器官而且是连续的。在国内，龚建平教授于 2015 年提出膜解剖理论，认为系膜表面的浆膜和筋膜形成了一个类似"信封"的结构，这是肿瘤细胞转移的组织屏障，完整切除"信封"可以彻底地清扫淋巴结。

随着高清腹腔镜、3D 腹腔镜及机器人手术技术的不断发展，腹腔镜的高清放大视野、腔镜 Trocar 的依靠点及机械臂的稳定，使操作更加精细化，也使我们发现了更多膜的亚微解剖结构，尤其对系膜和系膜床间的融合间隙有更深刻的理解。实践中，手术平面始终维持在融合间隙的无血管区，使白色无血手术成为可能。尽管对于膜解剖的认识更加深入，并且有更强的可操作性，但仍存在许多值得探索的问题，在如何辨别膜的层面以及系膜的边界方面，仍待进一步完善。完整系膜切除的手术效果正如 TME 所显示的那样，在规范里，标准胃癌根治术有明确的手术边界，而在早期胃癌缩小的根治术中，比如保留幽门胃切除组与远端胃切除组的 5 年总体生存率分别为 98.4% 和 96.6%，效果相当，那么它们的系膜边界在哪里呢？由于系膜是指两层脏腹膜之间所包裹的血管、神经、淋巴、脂肪组织，因此我们认为所有大的系膜是由多个基于血管导向的小系膜连贯组成，小系膜也包含着完整的供应血管、神经及淋巴脂肪组织，本着"因期施治"的肿瘤根治原则，不同期别肿瘤治疗规范要求清扫的淋巴组织范围不同，必须进行该区域系膜的完整切除。随着早期癌症患者的增加，保留器官功能的完整系膜切除手术，强调以精细的供应血管导向来界定系膜切除范围，并非一定要进行传统的 D_2 淋巴结清扫才能做到完整系膜切除，小系膜的 D_1 和 D_{1+} 淋巴结清扫也能完整切除相应系膜。反之，如果肿瘤本身已经超出系膜范围，就不再适合行单纯胃系膜切除，但通过新辅助治疗手段使得系膜外癌重新回归至系膜内癌时，仍可考虑行完整系膜切除。因此基于血管导向的胃癌完整系膜切除，是包含了血管解剖导向、淋巴结清扫导向、整块切除导向和膜解剖层面外科导向的融合，同时具有手术实践的唯一性和可重复性。

我们团队多年来一直进行胃癌外科尤其是膜解剖方向的研究，无论是开放手术还是腔镜手术，始终重点关注周围切除组织的边缘，通过新一代 3D 腹腔镜提供的高清立体视野，使更精细的膜解剖层面及血管分支、神经、组织得以呈现，并指导更精细化的手术操作。膜解剖理论引导了精细化手术的开展，而"高精细"手术的实践也进一步推动了膜解剖理论的发展。本书从胃癌外科术式的演变、组织学发生、系膜筋膜解剖、手术基本步骤等方面进行了图文并茂的阐述，并总结提出了一种新的概念和理论——以血管为导向的胃癌完整系膜切除，对于胃周各个系膜的清晰起止点分别做了界定描述，同时将团队珍藏的 200 余幅手术图片和 26 个手术视频附在书中，展示了在实际操作中如何界定系膜起止点，如何正确寻找膜桥的"第一刀"、精准进入系膜与系膜床的融合间隙，以及全程维持手术平面的手术技巧，形象生动，一目了然，希望能给广大致力于胃癌外科治疗的同仁们以新的启迪，也希望本书发行过程中，各位专家、同道和广大读者不吝赐教，一起来提出问题，收集问题，解决问题，使本书日后再次修订出版时能进一步提高！

2023 年 5 月于福州

目　录

资源目录

第一章
胃癌外科手术导向的演变和发展

第一节　胃癌外科的发展简史

欧洲是胃癌外科发展的起源地。1881 年 1 月 29 日，奥地利医师 Theoder Billroth 在维也纳为一位患有胃癌合并幽门梗阻的 43 岁妇女在没有静脉输液的情况下，仅用 90 分钟就切除了肿瘤，手术切除了约 14cm 的胃组织，并用约 54 针将胃与十二指肠缝合。患者术后恢复顺利，正常饮食。虽然同年 5 月 24 日患者死于胃癌复发，仅生存了 4 个月，但病理学家 Zemann 在患者家中进行尸检，发现患者胃窦复发癌块巨大，但胃十二指肠吻合口及其上下两角均愈合良好。这一伟大的先例为胃癌的外科治疗开创了成功的先河。为了纪念他，人们把他创建的胃十二指肠直接吻合法称为 Billroth Ⅰ式吻合。1881 年 9 月 28 日，Billroth 的学生 Anton Wölfler 为一名开腹后无法切除的幽门肿瘤患者进行了胃空肠吻合术，这也是医学史上的第一例胃空肠吻合术。4 年后的 1885 年，Billroth 在 Billroth Ⅰ式基础上进行了改良，将胃和回肠吻合在了一起，这便是著名的 Billroth Ⅱ式。1893 年瑞士 César Roux 医师为防止胃切除术后胆汁反流，成功开展第一例"Ansa-en-Y"胃空肠吻合术，也就是后来被我们熟知的 Roux-en-Y 胃空肠吻合术，用来防止术后呕吐胆汁。而同样来自瑞士苏黎世大学的 Schlater 医师，于 1897 年施行的首例全胃切除手术获得成功，在胃大部切除术的基础上，开创了用全胃切除治疗胃癌的先例。除了手术方式，早期欧洲学者还就胃癌的分型及转移方式进行了重要的表述，如德国的 Mikulicz 医师于 1898 年提出了直接蔓延、淋巴转移、血液转移、腹膜播种 4 种转移方式，强调胃癌直接蔓延和淋巴转移是外科治疗的对象；美国的 Charles Horace Mayo 医师和英国的 Moynihan 医师根据淋巴结转移的理论实践了联合淋巴结廓清的胃切除术；而 Mikulicz 的学生 Borrmann 医师，在 1923 年提出胃癌大体分型，按其恶性程度分为 4 型，即著名的 Borrmann 分型。这些观念一直沿用至今，成为外科医师制订手术方案、判断预后的重要依据。

胃切除术从 Billroth 的第一例开始在欧洲各地广泛传播，但其病例数量却没有增加，其中的原因可能有两个：第一个原因是较高的手术死亡率，根据 Billroth 在 1878—1890 年开展的共 29 例手术统计，死亡率高达 55.2%，而 Mikulicz 在 1882—1895 年开展的 18 例手术，死亡率也达 27.8%。而 Haberer 医师统计，胃癌术后直接死亡率 1881—1887 年为 64.3%，1888—1894 年为 42.3%，1910—1920 年为 30%～50%，1932 年前后降至 10% 左右，手术切除率为 45%，5 年存活率为 15%。从以上数据可以看出，那时胃癌的手术治疗是切除率低、存活率低、手术死亡率高、风险性很高的手术。除了手术技术本身不够成熟，当时手术麻醉和控制感染等围手术期的治疗方案也尚未确立，这些不足的存在都导致不能确保安全实施手术。第二个原因是癌症的根治率较低，根据 Billroth 和 Mikulicz 的报道，约 60% 患者在术后 2 年内死亡，因此胃切除术作为有效的胃癌治疗方法没有被广泛接受。

作为亚洲胃癌外科手术的起源地，日本的胃癌发病率位居世界之首。不仅如此，日本至今仍旧引导着世界胃癌研究的方向。日本第一例胃切除术是由东京大学的近藤次繁于 1897 年 10 月 25 日实施的。在 1899 年 4 月的第一次日本外科学会上，近藤等发表了共计 6 例胃癌手术病例的报告。另外，海外留学的三宅速医师把 Mikulicz 关于胃癌进展转移方式及淋巴结廓清的观点带回日本。1928 年三宅等出版了著作《胃癌》，书中总结了福冈医科大学（现在的九州大学）实施的胃癌手术病例 1 670 例。该书共 393 页，详细记述了胃癌的进展方式、诊断和治疗等，对日本胃癌治疗的发展产生了很大的影响。1933 年在德国留学的东北大学的武藤完雄，在维也纳大学参观了 Finsterer 教授的手术，将大网膜切除理念带回了日本。1944 年日本的 Tajikani 提出胃癌的系统性淋巴结清除，对胃癌淋巴结转移的规律与合理的清除范围进行了深入的研究，将胃癌的外科治疗带入了胃癌根治术阶段。

第二次世界大战期间，对大批伤员的治疗经验，促进了输血、补液、抗感染、镇痛等技术的开发与应用，使手术的安全性得到一定保证，手术切除范围逐渐扩大，带来外科发展的一次飞跃。由于胃癌诊断技术和手术安全性的提高，20 世纪 40 年代末到 70 年代中期，胃癌的手术治疗进入一个兴旺时期。在美国，"通过扩大切除范围来提高根治性"的想法被广泛认可，也就是说即使是幽门部的肿瘤也要进行全胃切除术，进一步向包括其他脏器合并切除（胰尾脾切除）和扩大范围切除等方向发展。20 世纪 40 年代，以美国的梅奥诊所（Mayo Clinic）和雷希诊所（Lahey Clinic）为代表，对于即使是幽门部的肿瘤也积极实施全胃切除术，在当时的胃切除病例中全胃切除的比例上升到了 15%。进入 20 世纪 50 年代，Lahey 等报道了全胃切除术 36 例，手术死亡率为 8.3%，3 年生存率为 21%。同时期的日本学者开始致力于研究淋巴结扩大范围的清扫同时联合脏器切除。1955 年日本的癌研究会附属病院（现在的癌研有明病院）梶谷环等报道联合胰尾脾切除 57 例。1956 年千叶大学的中山恒明等共报道了 113 例联合胰尾脾切除的病例，并详细讨论了淋巴结转移状况。日本研究者逐渐认为如果胃癌直接向胰腺浸润，或者向脾动脉干淋巴结转移是适合行胰尾脾切除的。1969 年，和田达雄提倡推广 1953 年由 Appleby 提出的 Appleby 术式，即将腹腔动脉根部切断，施行包括 2/3 尾侧半胰和脾的全胃切除术，将胃所属淋巴结和原发病灶做整块切除。1976 年梶谷环首先报道 No.16 组淋巴结阳性病例行淋巴结清除后获得了长期生存的结果。1980 年 6 月梶谷等还正式命名了另一个极限手术——左上腹内脏全切除术，把胃癌连同侵及胰体尾、横结肠系膜从腹膜后整块切除，从杰罗塔（Gerota）筋膜前叶前面，只保留腹腔动脉与肝总动脉，切除左上腹 6～10 个脏器。然而带来的结果是并发症发生率、手术死亡率增加。1969 年，Gilbertsen 回顾总结了 1 983 例胃癌的治疗结果，扩大手术使胃癌患者术后 5 年存活率由 18% 下降到 9%。从此，在世界范围内对胃癌扩大手术持否定态度。从 20 世纪 70 年代开始胃癌的外科治疗又回到了胃切除术加大网膜切除的阶段。

日本胃癌研究会成立于 1961 年，直到 1997 年日本胃癌学会成立，取代了胃癌研究会。在指南和规约制定方面，1962 年，日本胃癌研究会出版了第 1 版《胃癌处理规约》（以下简称“《规约》”），提出了 16 组胃癌淋巴结分组系统，到 2017 年已改版了 15 次，规定了胃癌诊断、手术、病理、化疗、放疗等治疗控制标准，开展了胃癌标准根治术和扩大根治术。前 5 版《规约》几乎每年修订 1 次，第 6～9 版每 2～3 年修订 1 次，这也是临床上胃癌研究快速进步、治疗效果大幅度提高的阶段。此后，《规约》的修订间隔时间渐长，1974 年开始，第 10 版、第 11 版的修订分别间隔 5 年、6 年，几近停滞状态。1985 年的第 11 版《规约》进入新时期，推动胃癌外科治疗迈向新阶段。第 11 版《规约》的重点仍是探索淋巴结转移规律，在解剖学上位于不同的部位却在以前被笼统地标记为同一组的淋巴结，在胃癌的转移中可能代表不同的意义，故将其进一步分为亚组，所有相关淋巴结分组与亚组相加达 52 组，尽可能地详细描述胃的淋巴回流网络，用以体现胃癌淋巴结转移的每个细微环节。8 年后的 1993 年，第 12 版《规约》则更细致、繁杂，标记的范围上达气管分叉和肺门淋巴结，而且将淋巴结转移程度分为 4 站，首次出现了 N_4 的概念。1999 年，经过深入探索并回顾多年来胃癌手术疗效以后，第 13 版《规约》废除了很多不必要的亚组及 N_4 等内容，将很多区域淋巴结以外的淋巴纳入 M_1（远处转移）。

而到 11 年后的 2010 年，第 14 版《规约》中则将区域淋巴结以外的淋巴结转移几乎都纳入 M_1 的范畴，同时为与美国癌症联合委员会（American Joint Committee on Cancer，AJCC）/ 国际抗癌联盟（Union for International Cancer Control，UICC）规范相融合，开始以淋巴结转移的个数衡量转移程度，此外又产生新的亚组，即将小弯动脉弓周围的 No.3 又分为胃左动脉小弯支周围的 No.3a 与胃右动脉小弯支周围的 No.3b 两个亚组。7 年后的 2017 年第 15 版《规约》又将幽门下淋巴结（No.6）分成 No.6a（胃网膜右动脉根部至胃大弯第一支间的淋巴结）、No.6i（幽门下动脉淋巴结）、No.6v（胃网膜右静脉），将腹膜转移分为 P_x（腹膜转移不明确）、P_0（腹膜转移阴性）、P_{1a}（胃大小网膜、横结肠系膜前叶、胰腺被膜、脾脏局限性腹膜转移）、P_{1b}（脐以上部位壁腹膜和横结肠以上部位脏腹膜转移）、P_{1c}（中下腹部的腹膜转移）、P_{1x}（腹膜转移分布不明）。目前日本胃癌学会制定的《胃癌处理规约》已被世界多数国家所认同和推广。

从 2001 年起，日本胃癌学会将以《规约》为基础探索出来的大量成熟经验、认识与治疗模式等归纳总结，进行系统性地表达、阐述，制定了第 1 版《胃癌治疗指南》（以下简称"《指南》"）。该指南系统性地介绍了针对不同进展程度、部位、大体类型胃癌的各种治疗模式，详细地阐述了各种术式的切除范围、适应证、尚待解决的问题等。《指南》是《规约》多年探索的结果，是《规约》的升华。通过进一步临床实践数据的检验和完善，于 2004 年更新了第 2 版《指南》。2010 年，结合先前修订的第 14 版《规约》，将日本胃癌分期标准和第 7 版 AJCC/UICC 胃癌 TNM 分期标准实现统一，取消第 1 站、第 2 站淋巴结等概念，编写委员会对第 3 版《指南》相应做出了大幅度的修改和调整，尤其规定了更为简明的 D_1 和 D_2 淋巴结清扫。2014 年，第 4 版《指南》发布，将腹腔镜辅助远端胃切除术从探索性的治疗方式转变为临床 I 期患者的常规治疗方案，对晚期胃癌的治疗提出了更加细化的治疗策略，并针对可切除的 M_1 期胃癌以及难以适用标准化疗方案时的治疗策略等困扰临床的难点，设定了 7 个临床问题。2018 年发布的第 5 版《指南》，通过基于循证医学和临床试验的证据，对胃癌治疗的指征和方案描述得更为细致，尤其是针对临床的争议和难点，将问答形式的临床问题增加到 26 个。2021 年发布的第 6 版《指南》，与第 5 版相比，更加强调了循证医学证据。第 5 版《指南》采取的是专家组讨论 10 分制评分规则。而第 6 版针对每个临床重要问题均通过共同的关键词，在 MEDINE、Cochrane Library 数据库进行检索，对文献进行证据等级分级，并对每个临床问题循证结果均进行投票，分成 4 个推荐水平：强烈推荐、较弱推荐、较弱不推荐、强烈不推荐，主要更新了食管胃结合部癌的淋巴结清扫范围，扩大内镜治疗的绝对适应证等问题。

同时期，1968 年 UICC 通过临床、X 线及内镜表现制定了第 1 版胃癌 TNM 分期系统。1969 年，AJCC 成立了胃癌特别工作组，强调分期应根据手术和组织病理学的检查结果制订。1974 年 UICC 制定了第 2 版胃癌 TNM 分期系统。为统一国际胃癌分期标准，UICC、AJCC 及日本胃癌学会代表于 1975 年召开联席会议，但因各执己见，未获圆满结果。1978 年 UICC 制定了第 3 版胃癌 TNM 分期系统。1983 年 9 月，在首届科隆胃癌专题讨论会上，UICC、AJCC 及日本胃癌学会代表认识到统一胃癌分期的迫切性。于 1984 年 12 月在第二次联席会后，最终诞生了临床及病理分期并重的新分期系统。紧接着在 1985 年的日内瓦会议上，以 UICC 名义正式颁布统一了胃癌 TNM 分期系统（第 4 版），并向世界范围推广。1997 年 UICC 制定了第 5 版胃癌 TNM 分期，该分期的改进之处包括：①将肝十二指肠韧带淋巴结列入区域淋巴结；②不再以转移淋巴结的解剖部位与原发病灶边缘的距离是否 >3cm 为界，而代之以转移淋巴结数目作为 N 分期的标准；③将 T_4N_1 列入 Ⅳ 期；④将转移淋巴结 >15 枚即 N_3 者一律归入 Ⅳ 期。2002 年制定的第 6 版胃癌 TNM 分期又将 T_2 期进一步细化为 T_{2a}、T_{2b}。2008 年 8 月，AJCC、UICC、国际胃癌协会（International Gastric Cancer Association，IGCA）在美国纽约州水牛城召开了旨在修订和同意胃癌分期的会议，第一次邀请了日本胃癌专家参与胃癌 TNM 分期的制定工作，使得第 14 版《规约》与同时期修订的第 7 版胃癌 TNM 分期进行了一致性的修订，在世界范围内首次实现了 UICC、AJCC 和日本胃癌学会三大系统的统一。2010 年推出的第 7 版胃癌 TNM 分期，把原来 N_1（1～6 个淋巴结转移）再细分为 N_1（1～2 个淋巴结转移）和 N_2（3～6 个淋巴结转移），将原来的 N_2（7～15 个淋巴结转移）定义为 N_{3a}，原来的 N_3（>15 个淋巴结转移）定义为 N_{3b}，同时增加了 ⅢC 期（$T_{4a}N_3$、$T_{4b}N_2$、$T_{4b}N_3$）。2016 年 10 月，UICC 及 AJCC 颁布的第 8 版胃癌 TNM 分期系统，创新性地将单一分期系统更改为包括临床分期（cTNM）、病理分期（pTNM）及新辅助治疗后病理分期（ypTNM）的三标准综合分期系统，临床医师可依据不同的临床状况进行选择，从而为临床决策及预后判断提供更为精准的依据。此外，对胃食管结合部及贲门癌分期标准的选择作出了更明确的定义，N_3 的两个亚组 N_{3a}、N_{3b} 作为独立组别参与分期。

1901 年，俄罗斯圣彼得堡的妇科医师 Ott 在腹前壁做一小切口，插入窥阴器到腹腔内，用额镜将光线反射进入腹腔，对腹腔进行检查。1910 年瑞典斯德哥尔摩的 Jacobaeus 首次使用腹腔镜检查这一名词，他用一种套管针制造气腹。1911 年美国约翰·霍普金斯医院的外科医师 Bernhein 经腹壁的切口把直肠镜插入腹腔，用发射光做光源。1929 年德国的胃肠病学家 Kalk 发明了一种直前斜视 135° 的透镜系统用于腹腔检查术。1938 年匈牙利的外科医师 Veress 介绍了一种注气针，可以安全地做成气胸和气腹。从20世纪80年代起，随着腹腔镜清晰度的提高、自动气腹机的问世和相关手术器械的改进，腹腔镜手术得到了快速发展。1987年法国里昂医师Mouret在一位妇女身上完成了世界上第一例电视腹腔镜胆囊切除术。腹腔镜胆囊切除术在世界范围引起极大震动，随之而来的是各种腹腔镜手术相继出现，如食管切除术（Buess，1989）、高选择性迷走神经切断（Dubois，1989）、胃部分切除术（Goh，1992）等。而在胃癌手术方面，1994年日本学者Seigo Kitano等首次报道了腹腔镜辅助远端胃切除术治疗早期胃癌。新加坡医师Peter Goh等1997年首次报道进展期胃癌腹腔镜D_2根治术。1999年日本学者Uyama等介绍了应用线形切割缝合器在腹腔镜下进行食管空肠的功能性端端吻合（FEEA吻合），实现了完全腹腔镜下全胃切除术。2002年日本学者Seiichiro Kanaya首次报道了完全腹腔镜下远端胃癌根治加三角吻合术。2010年日本学者Inaba K等首次报道食管空肠重叠式吻合（Overlap吻合），改善了FEEA吻合拐角问题，形成食管空肠顺蠕动。为了将微创的理念进行到底，2011年韩国学者Sang-Ho Jeong等将经自然腔道取标本手术（natural orifice specimen extraction surgery，NOSES）与全腔镜胃癌手术结合，最早报道了NOSES和全腔镜在早期胃癌手术中的联合应用。

随着早期胃癌的检出率逐年提高，早期胃癌的治疗模式逐步由标准化向个体化和精准化相结合的方向发展，手术切除范围也从原来的切除2/3以上的胃或全胃转变为保留幽门胃切除（pylorus-preserving gastrectomy，PPG）、近端胃切除（proximal gastrectomy，PG）、节段胃切除（sleeve gastrectomy，SG），其目的就在于让获得长期生存的早期胃癌患者在达到根治目的的同时，最大限度保留胃的正常解剖和生理功能，以期改善治疗后的生活质量，这样的治疗模式也称为功能保留性胃切除术（function-preserving gastrectomy，FPG）。1977年，庆应义塾大学医学部外科学系Yoshino等开始尝试包括PPG在内的改良手术治疗早期胃癌，取得5年生存率100%的远期疗效。1991年，秋田大学医学部外科学系Kodama等基于11例胃中部早期胃癌患者实施PPG的回顾性研究，率先提出了手术适应证为位于胃中部1/3且直径<2cm的早期胃癌，或位于大弯侧直径2~4cm的IIa型黏膜内早期胃癌。2010年第3版《指南》中明确了PPG属于胃癌的缩小手术，其手术适应证为胃中部的cT_1N_0期胃癌且病灶远端距离幽门长度>4cm，PPG的D_1淋巴结清扫范围包括No.1、No.3、No.4sb、No.4d、No.6和No.7淋巴结，D_{1+}淋巴结清扫则增加了No.8a、No.9，同时应保留迷走神经的肝支以保证正常的幽门功能。而随着腹腔镜胃癌手术的开展，传统开放PPG也逐步被腹腔镜或机器人PPG所替代，并在日本和韩国得到进一步推广。保留部分胃功能的腹腔镜下近端胃切除近年来也备受关注。传统的近端胃切除术主流重建方式是食管 - 残胃吻合，该术式由于失去了贲门的抗反流作用，胃液（酸性）会反流到食管导致反流性食管炎。改良的多种近端胃切除术的重建术式，主要通过以下几个角度来达到减轻反流、改善生存质量的目的，机制包括：①增加反流的缓冲区域，包括双通道法、间置空肠、管状胃、重建胃底等；②重建机械性抗反流屏障，包括双肌瓣法、His 角重建、食管胃侧壁吻合法、胃底折叠术等；③加速残胃排空，包括幽门成形术和胃空肠吻合术。

　　机器人辅助手术方面，第一代"达·芬奇"手术机器人于 1997 年在美国上市，未进入国内市场，包括医师控制台、患者手术平台、影像处理平台 3 个部分。第二代"达·芬奇"手术机器人于 2005 年在美国上市，2008 年进入国内市场，针对患者手术平台和影像处理平台进行更改，同时，医师控制平台和手术器械也有微小的变化。第三代"达·芬奇"手术机器人于 2009 年在美国上市，2011 年进入国内市场，支持单孔和一些复杂病例手术，提供了更加智能的用户界面并改善使用方法。第四代"达·芬奇"手术机器人于 2014 年在美国上市，2018 年底取得中国医疗器械注册证，更新了机械臂的设计、器械的连接等，专门为复杂病例和手术做了优化设计。2000 年，日本开展首例机器人辅助胃癌手术。2005 年韩国完成第一例机器人辅助胃癌手术，至 2007 年累计完成机器人辅助胃癌手术 100 例。随着第四代机器人进入手术室，机器人辅助手术以多种形式不断发展。与腹腔镜手术比较，机器人辅助手术的主要优势包括：疲劳度低、防抖抗震视野、仿手腕式动作（腹腔内关节）、稳定性增加及三维视野等，且机器人辅助手术时外科医师可同时操控摄像头与机械臂，对助手的依赖程度更低，因此机器人辅助胃癌手术在未来的应用前景广泛。

　　我国的胃癌外科发展始于 20 世纪 50 年代，因受诊断方法的限制，彼时晚期患者居多，手术切除率低、切除范围小，多为远端胃大部切除，仅少数医院开展了全胃切除及联合脏器切除。20 世纪 60 年代以后开始从病理学方面研究淋巴结转移的规律，手术范围进一步扩大，全胃及联合脏器切除在一些大医院逐渐开展。1964 年中国医科大学附属第一医院报道的胃癌 5 年生存率仅为 19.6%。1978 年 4 月，全国胃癌协作组正式成立，并在北京召开了第一次全体会议，时任北京市肿瘤防治研究所所长的徐光炜教授任第一任组长。1981 年 10 月全国胃癌协作组第二次会议在山东济南召开，会上播放了胃癌扩大根治手术录像，是在全国胃癌学术会议上首次进行的胃癌标准手术示范演示。1983 年受全国胃癌协作组委托，中国医科大学附属第一医院张文范教授翻译了日本胃癌学会第 10 版《胃癌处理规约》。1984 年 7 月世界卫生组织胃癌合作中心第三次会议在日本东京召开，徐光炜教授、张荫昌被推荐为中国代表参会，这是中国首次参加世界卫生组织胃癌合作中心工作会议。1985 年 5 月，随着中国抗癌协会的成立，全国胃癌协助组转为中国抗癌协会胃癌专业委员会，徐光炜教授当选为首任主任委员，2004 年上海交通大学医学院附属瑞金医院朱正纲教授接任为第二任主任委员，2010 年北京大学肿瘤医院季加孚教授接任为第三任主任委员，2017 年中国医科大学附属第一医院徐惠绵教授接任为第四任主任委员，2021 年天津医科大学肿瘤医院梁寒教授接任为第五任主任委员。经过几代人的努力，到目前为止，我国各大型医疗机构的胃癌手术生存率均大幅提高，如空军军医大学西京消化病医院（2003—2007 年病例，n=1 031）报道了胃癌术后总体 5 年生存率为 48.2%；南京医科大学附属南京医院（2004—2009 年病例，n=351）报道了胃癌术后 5 年总体生存率为 43.2%，国内三大肿瘤防治中心（天津医科大学肿瘤医院，中山大学肿瘤防治中心，中国医科大学附属第一医院，2000—2012 年病例，n=8 338）报道了胃癌术后总体 5 年生存率为 49.1%，其中ⅠA 期为 93.8%，ⅠB 期为 80.8%，ⅡA 期为 70.8%，ⅡB 期为 59.6%，ⅢA 期为 44.4%，ⅢB 期为 32.9%，ⅢC 期为 18.9%，Ⅳ期为 10.2%。福建省肿瘤医院自 20 世纪 90 年代起，开始开展胃癌 D2 根治手术，2017 年随访统计了由陈路川教授单一主诊组治疗的 1 801 例胃癌外科患者生存率（1999—2015 年），总体 5 年生存率为 58.52%，其中ⅠA 期为 94.86%，ⅠB 期为 86.34%，ⅡA 期为 79.90%，ⅡB 期为 76.63%，ⅢA 期为 60.98%，ⅢB 期为 42.54%，ⅢC 期为 32.67%，Ⅳ期为 7.28%（图 1-1）。

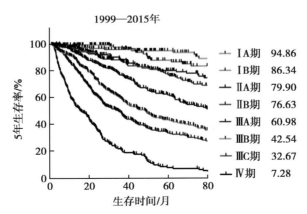

图 1-1　福建省肿瘤医院陈路川教授单一主诊组治疗的
1 801 例胃癌外科患者 5 年生存率（1999—2015 年）

（陈路川　曾　奕）

参 考 文 献

[1] WEIL P H, BUCHBERGER R. From Billroth to PCV: a century of gastric surgery[J]. World J Surg, 1999, 23(7): 736-742.

[2] ANDROUTSOS G. Theodor Billroth(1829-1894)and other protagonists of gastric surgery for cancer[J]. J BUON, 2004, 9(2): 215-220.

[3] ROBINSON J O. The history of gastric surgery[J]. Postgrad Med J, 1960, 36(422): 706-713.

[4] KUCZKOWSKI J, STANKIEWICZ C, PLICHTA L, et al. Jan Mikulicz-Radecki(1850-1905): a fundamental contributor to world surgery: surgeon of the head, neck, and esophagus[J]. Eur Arch Otorhinolaryngol, 2012, 269(8): 1999-2001.

[5] WADA T, ENDO G, TAMURA N, et al. Radical operation of gastric cancer by Appleby's method[J]. Shujutsu, 1971, 25(8): 905-912.

[6] 吉野肇一. 胃癌外科手術の変遷・歴史[J]. 日本外科学会雑誌, 2000, 101(12): 855-860.

[7] 詹文华. 胃癌外科学(精)[M]. 北京: 人民卫生出版社, 2014.

[8] 詹文华. 胃癌外科治疗争论的现状及展望[J]. 中华普通外科杂志, 2002, 17(8): 3.

[9] 陈尔东. 胃癌外科治疗与临床实践[J]. 南京: 江苏科学技术出版社, 2007.

[10] 陈峻青, 夏志平. 胃肠癌手术学[M]. 2版. 北京: 人民卫生出版社, 2008.

[11] 陈峻青. 近半世纪胃癌外科治疗变革与现状[J]. 中国实用外科杂志, 2007(7): 501-503.

[12] 王舒宝. 从胃癌手术的历史演变探讨胃癌的现代外科治疗[J]. 中国实用外科杂志, 1999(6): 51-53.

[13] 葛晗, 张殿彩, 徐泽宽. 第6版日本《胃癌治疗指南》更新要点解读[J]. 中国实用外科杂志, 2022, 42(1): 35-40.

[14] 梁寒. 第15版日本《胃癌处理规约》及第5版《胃癌治疗指南》部分内容解读: "第90届日本胃癌学会年会"报道[J]. 中国实用外科杂志, 2018, 38(4): 391-395.

[15] 李国立. 从日本《胃癌处理规约》修订看胃癌治疗发展趋势[J]. 中国实用外科杂志, 2019, 39(1): 75-78.

[16] 胡祥. 日本《胃癌治疗指南》的变更与胃癌治疗新动向[J]. 中国实用外科杂志, 2019, 39(3): 231-236.

[17] 陈鹏, 郜永顺, 孙培春. 胃癌分期系统的沿革和进展[J]. 中华实用诊断与治疗杂志, 2011, 25(5): 417-419.

[18] JEONG S H, LEE Y J, CHOI W J, et al. Trans-vaginal specimen extraction following totally laparoscopic subtotal gastrectomy in early gastric cancer[J]. Gastric Cancer, 2011, 14(1): 91-96.

[19] 王舒宝. 胃癌手术切除和淋巴结清扫范围的东西方差异[J]. 中国现代手术学杂志，2002
（2）：83-84.

[20] 李小宝，张洪伟，赵青川，等. 1 031 例胃癌外科治疗预后的多因素分析[J]. 中华胃肠外科
杂志，2010，13（2）：115-118.

[21] 王蓓，吕成余，谢洪虎. 351 例胃癌术后患者的预后因素分析[J]. 中国普外基础与临床杂
志，2012，19（7）：743-748.

[22] 王玮，孙哲，邓靖宇，等. 基于多中心大样本数据库的胃癌外科治疗相关数据的整合与分析
[J]. 中华胃肠外科杂志，2016（2）：179-185.

[23] PARK S H，KIM A，KWON Y，等. 腹腔镜胃癌手术的历史与展望[J]. 中华消化外科杂志，
2020，19（5）：496-504.

[24] 赵恩昊，朱纯超，赵刚. 早期胃癌行保留幽门胃切除术的争议与共识[J]. 中国实用外科杂
志，2022，42（10）：1122-1126.

第二节 不同外科手术导向的发展

在胃肠外科手术中，能否进入正确的术野直接决定着一台手术的成败和观感
好坏。不同的医师在不同时期针对不同条件的患者可以采取不同的手术入路方
式，这些入路方式包括血管解剖导向、淋巴清扫导向、整块切除导向等，为一台精
彩的胃肠癌根治术提供了精准的方向性指导（图 1-2）。

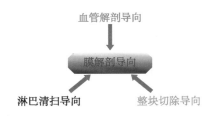

图 1-2 进入手术视野方式的不同导向

一、血管解剖导向

胃的动脉基本上均为腹腔干的分支，在胃的大、小弯形成 2 个动脉弓。在胃
小弯的小网膜内由胃左和胃右动脉吻合构成，在胃大弯的胃结肠韧带内由胃网膜
左、右动脉吻合构成。胃底部由胃短动脉供给（图 1-3，图 1-4）。

在胃肠外科手术发展的初期，由于对层面、筋膜的认识还未开始，外科医师通
过对血管解剖导向的尝试和探索，努力避免术中意外出血，以及尽可能实现保留

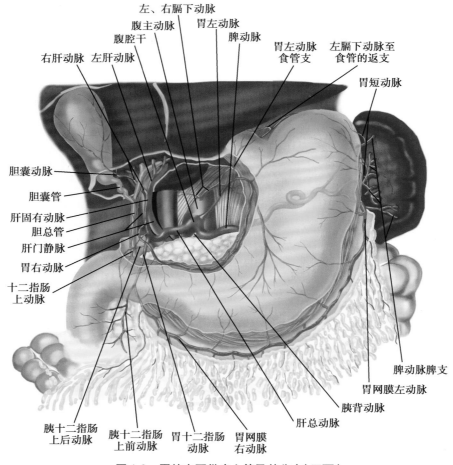

图 1-3　胃的主要供应血管及其分支（正面）

器官的血供和功能，逐渐总结出各类术式需要离断哪些血管，需要保留哪些血管的经验。比如胃窦癌手术可以解剖离断 1～2 支胃短动脉甚至不离断胃短动脉，过分离断胃短动脉或者损伤胃脾韧带将导致上半胃缺血。随着各种保功能胃癌根治手术的进一步开展，在根治手术中选择性保留血管或者是选择血管的不同结扎位置，以期能够进一步保留器官功能，例如在保留幽门的胃癌根治术（PPG）中，保留幽门下血管以保留幽门的血供；在解剖胃网膜左动脉时，显露脾下极支动脉后在其分叉处以上结扎，避免脾下极的缺血。

　　在以血管解剖为导向的时代，通过解剖学家和外科医师的共同努力，逐渐认识到了各类胃肠周围血管的起源、走向和变异。随着高分辨率腹腔镜技术的发展以及实体解剖的不断印证，愈加高清的视野提供了观察和认知的一些更加精细的血管的机会，而这将进一步指导更加精准的保功能手术。尽管血管解剖理念直至

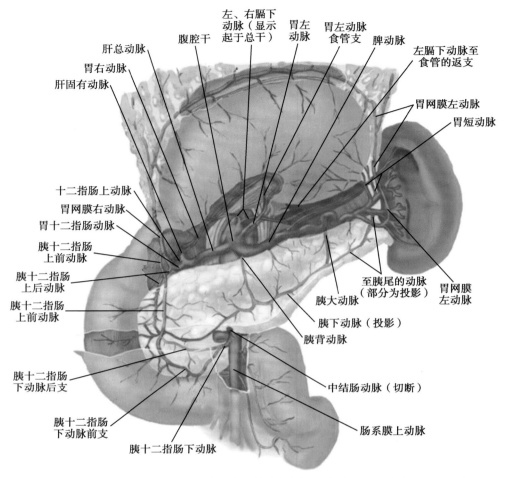

左、右膈下动脉（显示起于总干）
腹腔干
胃左动脉
胃左动脉食管支
脾动脉
左膈下动脉至食管的返支
肝总动脉
胃右动脉
肝固有动脉
胃网膜左动脉
胃短动脉
十二指肠上动脉
胃网膜右动脉
胃十二指肠动脉
胰十二指肠上前动脉
胰十二指肠上后动脉
胰十二指肠上前动脉
胰十二指肠下动脉后支
胰十二指肠下动脉前支
胰十二指肠下动脉
至胰尾的动脉（部分为投影）
胃网膜左动脉
胰大动脉
胰下动脉（投影）
胰背动脉
中结肠动脉（切断）
肠系膜上动脉

图 1-4　胃的主要供应血管及其分支(背面,胃上翻后观察)

今日还在不断发展,但随着肿瘤根治理念的提出,胃肠外科根治手术的目的已经不单单是原发灶的完整切除。而根治手术,除了血管的解剖,还有淋巴结的清扫要求。

二、淋巴清扫导向

胃有丰富的淋巴管网,连接了引流其他上腹部器官的淋巴管,在胃 - 食管连接处与引流食管下部的淋巴管相延续,在幽门处与引流十二指肠的淋巴管相延续。大体上它们沿着供应胃的动脉途径走行,除此之外,胰腺和肝脏的淋巴系统在肿瘤状态时也对胃部淋巴液的引流起到相当大的作用。

早在 1898 年,德国的 Mikulicz 医师就提出了胃癌的直接蔓延、淋巴转移、血液转移、腹膜播种 4 种转移方式,强调了胃癌直接蔓延和淋巴转移是外科治疗的对象。1944 年日本的 Tajikani 提出胃癌的系统性淋巴结清除,并带领日本胃癌研究会就胃癌淋巴结转移的规律与合理的清除范围进行了深入研究。此后学者们研究发现对于恶性肿瘤而言,区域淋巴结属于人体免疫系统中局部免疫第一道防线,对于疾病控制具有重要的意义,且能同时在一定程度上反映肿瘤细胞生物学特性。连接区域淋巴结之间的淋巴管网络(含微淋巴管)是淋巴液回流的主要通路,也为肿瘤细胞淋巴转移提供了重要途径。由此可见,基于淋巴回流解剖基础建立的规范化手术程序中的淋巴结清扫,是清扫潜在发生肿瘤细胞转移的淋巴结及淋巴管网络的重要方法,也是最为可行的根治性治疗方式。

日本胃癌《规约》从第 11 版起将在解剖学上位于不同部位的、以前被笼统地标记为同一组的淋巴结,进一步分为亚组,所有相关淋巴结分组与亚组相加达 52 组,极尽所能地详细描述胃的淋巴回流网络,用以体现胃癌淋巴结转移的每个细微环节。第 12 版《规约》标记的淋巴结范围上达气管分叉和肺门淋巴结,而且将淋巴结转移程度分为 4 站,首次出现了 N_4 的概念。第 13 版《规约》废除了很多不必要的亚组及 N_4 等内容,将很多区域淋巴结以外的淋巴结纳入 M_1(远处转移),同时将所有淋巴结根据转移率分为 3 类:第 1 类(强烈推荐用于清扫),转移率超过 10%;第 2 类(弱推荐用于清扫),转移率为 5%~10%;第 3 类(不推荐用于清扫),转移率低于 5%。第 14 版《规约》产生了 No.3 的亚组(No.3a, N.3b),第 15 版《规约》产生了 No.6 的亚组(No.6a, No.6v, No.6i)(表 1-1)。这些分组的改进都是基于长期以来胃癌外科医师们通过细致的淋巴结清扫探索出的淋巴结转移规律而作出的不断改良。同时也诞生了许多术中引导淋巴结清扫的染色导航技术,如纳米碳、吲哚菁绿等。

表 1-1 第 15 版日本《胃癌处理规约》胃癌淋巴结分组及其定义

淋巴结分组	定义
No.1	胃左动脉向胃小弯的第一分支以上贲门右侧的淋巴结
No.2	沿左膈下动脉贲门食管支分布的淋巴结
No.3a	沿胃左动脉分支的小弯淋巴结,贲门支下方淋巴结
No.3b	沿胃右动脉分支的小弯淋巴结,由胃小弯的第一支向左的淋巴结
No.4sa	沿胃短动脉分布的淋巴结(含根部)
No.4sb	沿胃网膜左动脉分布,上至胃网膜左动脉至胃大弯的第一支,下至胃大弯侧无血管区域
No.4d	沿胃网膜右动脉分布的淋巴结,上至胃大弯侧无血区,下至胃网膜右动脉向大弯的第一支
No.5	自胃右动脉根部与胃右动脉至胃壁第一分支之间的幽门上区淋巴结

续表

淋巴结分组	定义
No.6a	胃网膜右动脉根部与胃网膜右动脉至胃壁第一支之间沿胃网膜右动脉分布的淋巴结
No.6v	沿胃网膜右静脉分布的淋巴结
No.6i	沿幽门下动脉分布的淋巴结
No.7	沿胃左动脉分布，从胃左动脉根部至上行支的分叉部淋巴结
No.8a	沿肝总动脉前方、上方的淋巴结
No.8p	沿肝总动脉后方的淋巴结
No.9	腹腔干周围的淋巴结以及与之相连的胃左动脉、肝总动脉、脾动脉根部的淋巴结
No.10	脾门部淋巴结
No.11p	脾动脉近端淋巴结，起自脾动脉根部，至脾动脉全程的中点
No.11d	脾动脉远端淋巴结，起自脾动脉全程的中点，至胰尾部
No.12a	肝十二指肠韧带内沿肝固有血管分布的淋巴结
No.12b	肝十二指肠韧带内沿胆管分布的淋巴结
No.12p	肝十二指肠韧带内沿门静脉分布的淋巴结
No.13	胰头后部十二指肠乳头部向头侧的淋巴结
No.14v	沿肠系膜上静脉分布的淋巴结
No.14a	沿肠系膜上动脉分布的淋巴结
No.15	中结肠动脉周围的淋巴结
No.16a1	主动脉裂孔部的腹主动脉周围淋巴结
No.16a2	腹腔动脉根部上缘至左肾静脉下缘高度的腹主动脉周围淋巴结
No.16b1	左肾静脉下缘至肠系膜下动脉根部上缘的腹主动脉周围淋巴结
No.16b2	肠系膜下动脉根部上缘至腹主动脉分支部腹主动脉周围淋巴结
No.17	胰头部前方附着于胰腺及胰腺被膜下的淋巴结
No.18	胰体下缘淋巴结
No.19	膈肌腹腔面沿膈下动脉分布的淋巴结
No.20	膈肌食管裂孔部食管周围淋巴结
No.110	胸下段食管周围淋巴结
No.111	膈肌胸腔面以上，与食管分开的淋巴结
No.112	与食管裂孔和食管分离的后纵隔淋巴结

淋巴结清扫明显改善了胃癌患者的预后。虽然直至今天淋巴结清扫的站数、个数、范围、入路，都还在不断完善中，但不可否认，认识到淋巴结清扫的意义，是胃癌根治手术史上的一大跨越性进步。淋巴结清扫的方法和方式有许多种，在早期甚至如今一些不够成熟的外科医师的手术过程中，仍存在着采取破坏层面的摘除方法来收获淋巴结，虽然这也根据淋巴结清扫导向达成了清扫目的，却存在切割和暴露肿瘤组织的风险以及手术过程出血等不安全性。整块切除（en bloc）是必须遵循的一个基本原则。

三、整块切除导向

1890 年 Halsted 创立了乳腺癌根治术（Halsted 术式），首次提出"不切割，不暴露，完整切除肿瘤"的整块切除原则（en bloc 原则）。"en bloc"源自法语，与英语"as a whole"同义，此后，成为几乎所有肿瘤外科术式的标准和法则。

正如前文所提到的那样，连接区域淋巴结之间的淋巴管网络（含微淋巴管）是淋巴液回流的主要通路，也为肿瘤细胞淋巴转移提供了重要途径。基于淋巴回流解剖基础建立的整块淋巴结清扫，才能切除潜在发生肿瘤细胞转移的淋巴结及淋巴管网络，而仅做淋巴结摘除则不能实现这一目的。因此胃癌的整块切除手术是包括肿瘤的原发灶、引流淋巴结、淋巴管网络以及周边所属系膜的完整切除术（图 1-5）。对于不同分期的肿瘤，可采取相应更加精细的整块切除。如标准的进展期胃窦癌 D_2 整块切除范围包括肿瘤上下 5cm 的胃体胃窦（含幽门），部分十二指肠，No.1、No.3、No.4sb、No.4d、No.5、No.6、No.7、No.8a、No.9、No.11p、No.12a 组淋巴结及所属系膜；而保留幽门的 PPG 手术 D_1 整块切除范围包括肿瘤上下 3cm 的胃体胃窦（不含幽门），No.1、No.3、No.4sb、No.4d、No.6a、No.6v、No.7 组淋巴结及所属系膜，虽然不同分期的整块切除范围不同，但是显然都实现了整块切除的"en bloc"原则。

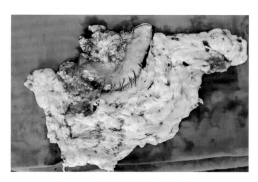

图 1-5　胃癌的整块切除标本

（陈路川　王　益）

参 考 文 献

[1] FRANK H NETTER. 奈特人体解剖学彩色图谱[M]. 王怀经,译. 北京:人民卫生出版社, 2005.

[2] 日本胃癌学会. 胃癌取扱い規約[M]. 15版. 東京:金原出版株式会社,2017.

[3] JINNAI D, KAJITANI T, KUME M, et al. Description of the Japanese classification of gastric carcinoma[J]. Operation,1963,17(11):951-959.

[4] 胡祥,张驰. 第15版日本《胃癌处理规约》拔萃[J]. 中国实用外科杂志,2018,38(5):520-528.

[5] Japanese Gastric Cancer Association. Japanese classification of gastric carcinoma: 2nd English edition[J]. Gastric Cancer,1998,1(1):10-24.

第三节 膜解剖导向层面外科

如何实现淋巴结清扫和肿瘤整块切除,手术"层面"是一个重要的关键点,而"层面"也在不断认识中被发现。因为系统解剖学和局部解剖学是基于固定标本的认识,而长久以来,外科医师对于层面的认识是基于解剖学的认识。最典型的层面就是解剖学所认识的各类间隙,如胃周围间隙可划分为肝胃隐窝、网膜囊上隐窝、左侧膈下腹膜外间隙、网膜囊下隐窝、脾胃隐窝。腹腔内无论实质脏器还是空腔脏器均由来自不同胚层、不同细胞学类型的组织构成,由于胚胎发育过程的连续性,各个脏器的结构均是可以按层次划分的。在经历对血管解剖导向,淋巴清扫导向、整块切除导向和层面外科导向的不断认识后,外科手术逐渐开始强调层面的重要性。理想的手术层面甚至被冠以"神圣层面"的名义。为了使层面外科手术的开展从依靠个人的经验和感觉变得能够有章可循、有道可依,外科医师又再次回到了组织学中去寻找层面的答案。腹腔镜的视野放大作用,超声刀的"空洞化"效应,手术录像的重复回放,让外科医师在手术中能看到更多的"间隙"和"层面",促使我们需要进行新的解剖学认识。如何将这些零散的"间隙"和"层面"统一起来,形成可行的指导肿瘤"整块"切除的理论?为了解决这一问题,"膜解剖导向层面外科"应运而生。它以胚胎发育演变为起点,来研究成熟个体各器官组织间最终层面和膜间隙的解剖结构特点,是胚胎学和手术解剖学充分结合的典范。随着高清3D腹腔镜的发展,外科手术做得愈加精致,能够进行更加细微的解剖,由此发现了更多的膜解剖导向层面,而这些层面都来源于天然的融合间隙。

早在1885年奥地利学者Toldt即提出了肠系膜是由一些复合组织结构组成的，比如血管、脂肪，还有神经组织等。他将这些复合组织结构（即"复合体"）称为肠系膜固有层。他还提出无论肠系膜附着在腹壁的哪个位置，被覆于腹壁和肠系膜上的细胞层，都会发生结缔组织层的接触，并逐步融合的历程。1982年英国外科医师Heald提出了直肠癌根治术的全直肠系膜切除术（total mesorectal excision，TME）原则，其内容包括：直肠从腹膜反折以下作为腹膜后位，传统解剖意义上没有系膜，然而通过外科锐性分离，可以在器官与器官、组织与组织之间的融合间隙进行游离，从而恢复其胚胎发育时期的筋膜结构，导致筋膜包绕器官及周围组织，即构成了直肠系膜。因此直肠系膜是指直肠深筋膜包绕直肠后方及两侧呈半环状的筋膜结构，直肠系膜内含有动脉、静脉、淋巴组织及大量的脂肪组织。而在外科系膜以外的间隙操作，就产生了新的概念，即手术层面的"神圣平面（Holy Plane）"，沿该层次走行，无血管、无出血，视野清晰，并且可以保证将直肠系膜彻底清除，这极大地改善了直肠癌手术的效率和效果。实践证明其可将患者局部复发率由30%降至5%～8%，各期的总体5年生存率由48%～50%提高到68%～74%。日本学者高桥孝在其论著《大肠癌根治术》中，着重从筋膜的角度来阐释膜解剖，特别是提出了"圆筒和圆筒壁理论"。德国外科医师Hohenberger等于2009年发文倡导结肠癌根治术的全结肠系膜切除术（complete mesocolic excision，CME）原则，认为结肠癌手术除了完成传统的淋巴清扫，更要完整地切除肿瘤潜在转移范围内的结肠系膜。日本学者篠原尚等更进一步著书《图解外科手术：从膜的解剖解读术式要点》（第3版），认为胚胎时期胃肠道的旋转形成了复杂的三维构造，引起了一连串各脏器间筋膜的"冲突"和"愈着"，手术就是要正确解除这些"愈着"，力争使其恢复到"冲突"发生之前的状态。同时期，三毛牧夫教授也于2012年著书《腹腔镜下大肠癌手术》，认为消化系统的器官存在粘连和融合两种组织学形态，其对"筋膜"的定义为由结缔组织构成并能通过肉眼识别的组织结构，内部成分多种多样，通常由胶原纤维交织而成，并不仅存在于肌肉中，也可被于其他器官（如腺体）表面，或在疏松结缔组织内部形成膜性分隔，如果不理解"融合筋膜"的概念，就不能实现对消化管道的最终准确分离。2017年爱尔兰学者Coffey教授的著作《胃肠外科手术系膜解剖原理：基础和临床应用》中首次提出肠系膜是一个器官而且是连续的，从十二指肠空肠曲延续至直肠肛管交界处。

国内龚建平教授于2015年首次对外科膜解剖进行了详细阐述，认为胃肠道肿瘤根治术不仅要完成传统的D_2或D_3淋巴清扫，在膜解剖指导下更强调完整切除荷瘤范围内的系膜，其主要临床意义在于可减少术中出血，有效避免神经等的副损伤,特别是完整切除了"系膜内脂肪间的癌转移",即"第五转移",而将其命名为"第三代外科解剖"(图 1-6)。国内陈孝平教授在 2016 年也提出:胃与其他腹腔内的空腔脏器一样,其周围系膜内存在广泛的系膜间隙,彼此之间相互贯通。胃周围系膜呈多平面、多层次分布,其解剖层次由胚胎前期的前肠转位和系膜融合共同决定。在其发育过程中,系膜与系膜发生融合,其间被一些几乎无血管的疏松结缔组织间隔,形成无血管的融合间隙。由于这些系膜在胚胎来源上均衍生于胃的腹、背系膜,而供应血管及淋巴管均位于系膜内且相伴行,因此,胃癌根治术不仅要切除相应引流的淋巴结,还应连同相关的系膜进行"整块切除",同时考虑封闭间隙,以有效防止胃癌的微转移扩散,达到根治效果。

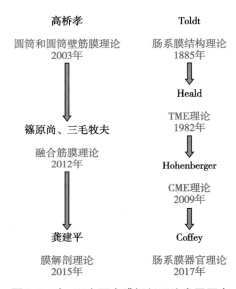

图 1-6　东、西方国家膜解剖理论发展历史

目前已从组织学中确认,腹膜是由间皮细胞 + 结缔组织的支持所形成;筋膜是增厚的疏松结缔组织,没有间皮细胞;系膜是两层脏腹膜之间包裹血管、神经、淋巴、脂肪组织;腹膜下筋膜是包裹腹膜外脂肪组织的薄层结缔组织,具有深浅两叶,为胃肠癌手术不可破坏之层面。融合筋膜是相邻的浆膜组织逐渐固定并融合,最终形成的薄层结缔组织结构,其中最著名的是 Toldt 筋膜(图 1-7)。融合具有不均一性,融合后有的部位表现为浆膜犹存,有的部位浆膜融合成新的筋膜,有的部位则退化成疏松结缔组织,比如常见的"天使发丝"。"膜解剖导向层面外科"理念正是基于组织胚胎发育过程所形成的筋膜和系膜,临床应用按其进行手术解剖和径路设计,以达到增加淋巴结清扫的完整性,减少出血量,并避免邻近组织脏器损伤的目标,有利于术后组织及脏器愈合及功能恢复。

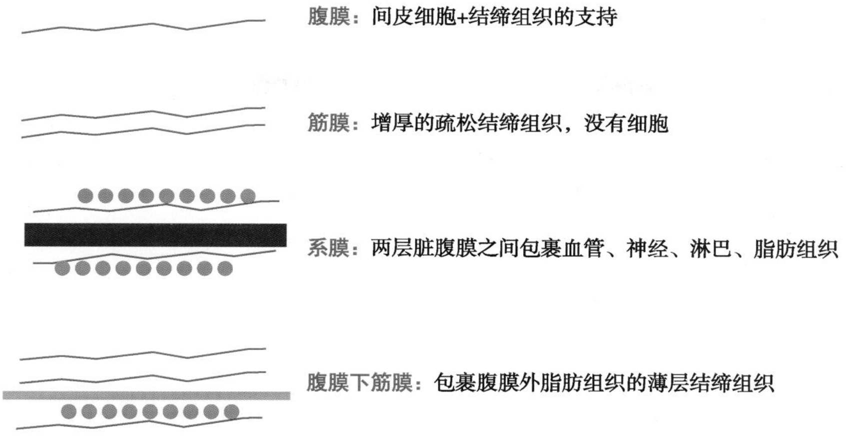

腹膜：间皮细胞+结缔组织的支持

筋膜：增厚的疏松结缔组织，没有细胞

系膜：两层脏腹膜之间包裹血管、神经、淋巴、脂肪组织

腹膜下筋膜：包裹腹膜外脂肪组织的薄层结缔组织

图 1-7　常见的"膜"的概念

（陈路川　曾　奕）

参 考 文 献

[1] HEALD R J. The 'Holy Plane' of rectal surgery[J]. J R Soc Med，1988，81（9）：503-508.

[2] SHINOHARA H，KURAHASHI Y，ISHIDA Y. Gastric equivalent of the "Holy Plane" to standardize the surgical concept of stomach cancer to mesogastric excision: updating Jamieson and Dobson's historic schema[J]. Gastric Cancer，2021，24（2）：273-282.

[3] 李和，李继承. 组织学与胚胎学（八年制）[M]. 3 版. 北京：人民卫生出版社，2015.

[4] 孙凌宇，杨冬冬，郑宏群. 各种膜解剖理论：互斥还是包容[J]. 中华胃肠外科杂志，2020，23（7）：643-647.

[5] GAO Z，YE Y，ZHANG W，et al. An anatomical，histopathological，and molecular biological function study of the fascias posterior to the interperitoneal colon and its associated mesocolon: their relevance to colonic surgery[J]. J Anat，2013，223（2）：123-132.

[6] SEHGAL R，COFFEY J C. Historical development of mesenteric anatomy provides a universally applicable anatomic paradigm for complete/total mesocolic excision[J]. Gastroenterol Rep（Oxf），2014，2（4）：245-250.

[7] COFFEY J C，LAVERY I，SEHGAL R. Mesenteric principles of gastrointestinal surgery: basic and applied science[M]. Boca Raton: CRC Press，2017.

[8] 高桥孝. 大肠癌根治术[M]. 韩方海，唐宗江，陈利生，等译. 北京：人民卫生出版社，2003：89-133.

[9] 篠原尚，水野惠文，牧野尚彦. イラストレイテッド外科手術：膜の解剖からみた術式のポイント[M]. 3 版. 東京：医学書院，2010.

[10] 三毛牧夫. 腹腔镜下大肠癌手术[M]. 张宏,刘金钢,译. 沈阳:辽宁科学技术出版社,2015.

[11] 龚建平. 膜解剖的兴起与混淆[J]. 中华胃肠外科杂志,2019,22(5):401-405.

[12] 龚建平. 外科膜解剖:新的外科学基础?[J]. 中华实验外科杂志,2015,32(2):225-226.

[13] 陈孝平,张占国. 层次解剖:再谈腹部外科这一古老的解剖概念[J]. 中华消化外科杂志,2016,15(1):12-15.

第二章
胃癌外科膜解剖理论概要

第一节　胚胎时期的胃和胃周系膜

一、原始系膜和原肠的形成

胚胎发育第 3 周末，当胚体由盘状卷折成圆柱状时，内胚层被卷入胚体内，形成原肠。紧贴内胚层的脏壁中胚层包围原肠，并在其背侧和腹侧逐渐向中线靠拢，最后相贴形成双层膜状结构，称原始系膜。原始系膜将原肠悬系在背侧和腹侧体壁之间，位于原肠与背侧体壁之间者称背系膜（dorsal mesentery），位于原肠与腹侧体壁之间者称腹系膜（ventral mesentery）。原始消化管的头端称前肠（foregut），尾段称后肠（hindgut），与卵黄囊相连的部分称中肠（midgut）。上腹部消化器官（包括食管腹部、胃、十二指肠上段）和消化腺（包括肝、胆囊和胰）由前肠演化而来，脾在前肠背系膜内的间充质发生；十二指肠中段至横结肠右 2/3 部的肠管由中肠演变而成；横结肠左 1/3 部的肠管由后肠演变而成。第 4 周末主动脉形成，前肠、中肠和后肠的供血分别来自腹腔动脉、肠系膜上动脉和肠系膜下动脉，这 3 支动脉分别独立起源于主动脉并走行于背系膜，相应的伴行静脉分别为脾静脉、肠系膜上静脉和肠系膜下静脉，这 3 支静脉汇合于门静脉。前肠同时有腹系膜和背系膜，而在中肠和后肠腹系膜退化仅有背系膜。背系膜存在于从食管的末端到后肠的泄殖腔区域。背系膜是按照位置来命名的，比如胃背系膜（dorsal mesogastrium）、十二指肠背系膜（dorsal mesoduodenum）和结肠背系膜（dorsal mesocolon）等。原始系膜是血管、神经和淋巴管进入原肠的通路，从胚胎学角度来看，原始系膜如腹系膜和背系膜皆为双层结构（图 2-1）。

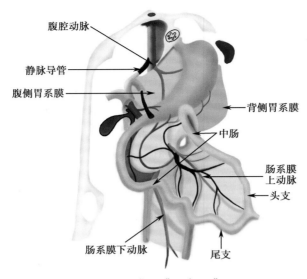

腹腔动脉

静脉导管

腹侧胃系膜

背侧胃系膜

中肠

肠系膜上动脉

头支

肠系膜下动脉

尾支

图 2-1　背系膜和腹系膜

二、胃的演变

　　胚胎发育至第 4 周，在前肠尾端出现一前后略凸、左右稍扁的梭形膨大，这就是胃的原基。起初，胃原基紧靠原始横隔下方，其背系膜短，腹系膜长。之后，随着咽和食管的伸长，胃也向尾侧移动，其背侧缘生长迅速，形成胃大弯；腹侧缘生长缓慢，形成胃小弯。胃大弯的头端膨出，形成胃底。由于胃背系膜发育为突向左侧的网膜囊，致使胃大弯由背侧转向左侧，胃小弯由腹侧转向右侧，使胃沿胚体纵轴向右旋转 90°。由于肝的增大，胃的头端被推向左侧；由于十二指肠的固定，胃的尾端被固定于腹后壁上。结果，胃由原来的垂直方位变成了由左上至右下的斜行方位（图 2-2）。

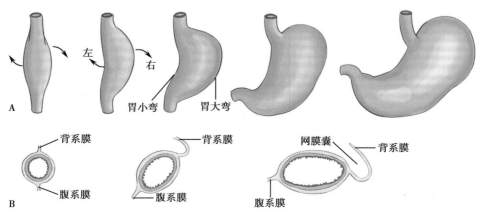

图 2-2　胃和背系膜、腹系膜的演变示意
A. 胃的演变；B. 背系膜、腹系膜的演变（经胃中份横断）。

三、胃周系膜的演变

肝脏从原始横隔移到腹系膜，并把腹系膜分为前、后两部分，分别为前面的镰状韧带和后面的肝胃韧带。当胃由原来的垂直方位变成由左上至右下的斜行方位时，胃的背系膜也转到左侧，在胃的背侧形成的袋状腔隙叫作网膜囊（图 2-3）。随着十二指肠的旋转，腹胰转位至背胰的后下方并与背胰融合形成胰腺。脾脏的出现把背系膜分为两部分，从脾脏到中线处的背系膜与腹后壁的壁腹膜融合形成胰后筋膜，而位于脾、肾之间背系膜形成脾肾韧带（背系膜后层），胃、脾之间的背系膜形成胃脾韧带（背系膜前层）（图 2-4，图 2-5）。

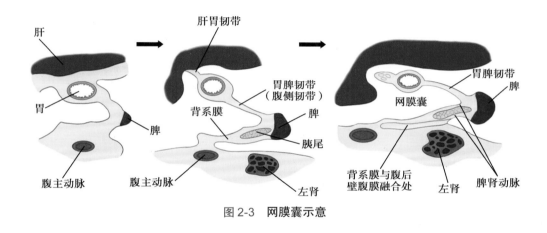

图 2-3 网膜囊示意

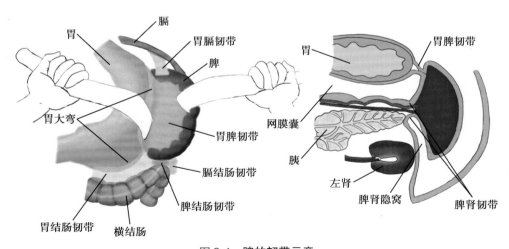

图 2-4 脾的韧带示意

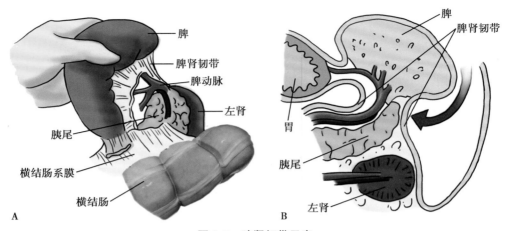

图 2-5　脾肾韧带示意
A. 整体观；B. 水平面。

　　消化器官及附属结构在进化过程中经历了复杂的形态和结构关系的演进，以适应器官功能的需要和结构稳定（膜融合）。胃及其系膜的形态和位置亦是长期进化中对左上腹空间的适应，其中，邻近脏器的进化发育对其产生了重大影响。肝脏从胃腹系膜发生并发育成人体最大的实质脏器。胃小弯（腹系膜方向）由于肝脏挤压和十二指肠的固定而膨大受限，因而腹系膜（小网膜）显得薄弱。胰腺的进化及胚胎发育中经历复杂的旋转、融合，对胃十二指肠及其系膜的形态、位置和膜融合具有最重要的影响。胰腺由源自前肠末端腹侧和背侧的两处胰芽发育融合而成，其中腹胰发育成胰头大部（约 2/3），这期间由前向右再向后顺时针旋转，与背胰融合成完整胰腺后固定于腹后壁。腹胰的旋转带动了腹系膜向后与背系膜融合。因而，腹系膜上份延续于小网膜，向下终止于十二指肠，中份包绕肝十二指肠韧带，成为肝十二指肠韧带前侧、右侧及部分后侧表面之浆膜和其下的筋膜组织。背胰略居腹胰上方，发育成部分胰头（约 1/3）和胰体尾，并向左延伸生长，该过程与胃大弯向左膨大旋转共同带动前肠背系膜一起向左下延伸，并与腹后壁融合固定；胃背系膜包被前肠供血动脉即腹腔干及其分支和伴行的静脉、淋巴、神经以及充填其间的脂肪结缔组织"信封样结构"；在向左向下延伸中，其左侧面与腹后壁融合，浆膜结构退化，仅残留筋膜间隙；背系膜右侧面形成小网膜囊后壁、胰腺被膜及横结肠系膜前叶，部分继续越过横结肠向下延续为大网膜（图 2-6）。

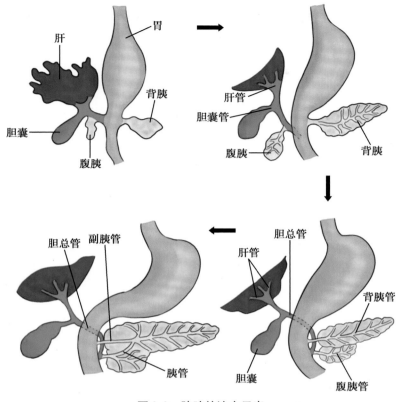

图 2-6 胰腺的演变示意

（陈路川 魏晟宏）

参 考 文 献

[1] 林谋斌，张忠涛. 基于现代精细解剖的腹盆腔外科指导：膜解剖的求源与思辨［M］. 北京：
人民卫生出版社，2019.

[2] 李和，李继承. 组织学与胚胎学［M］. 3 版. 北京：人民卫生出版社，2015.

[3] 丁自海. 临床解剖学：腹盆部分册［M］. 2 版. 北京：人民卫生出版社，2014.

[4] NAKAMURA T，AMADA S，FUNATOMI T，et al. Three-dimensional morphogenesis of the
omental bursa from four recesses in staged human embryos［J］. J Anat，2020，237（1）：166-
175.

第二节　筋膜的由来及形成

　　筋膜可分为两大部分，一是人体四肢区域的筋膜：头部和颈部筋膜，躯干的筋膜，四肢筋膜；二是器官筋膜周围结构：内脏筋膜（即包括肝、胆、脾、胰、肾、胃、结肠、小肠周围相关筋膜）、浅筋膜、肌肉筋膜、顶叶筋膜。在筋膜研究进展的回顾中，发现筋膜并不是一个被动结构，机体的功能稳定和器官运动，几乎都离不开筋膜及其周围的组织，而其中的内脏筋膜更是存在于整个腹腔。筋膜在一定程度上能构成预防早期肿瘤细胞扩散的屏障，肿瘤细胞侵犯功能在其进展期可通过筋膜间隙进行浸润及转移，使筋膜组织间隙转换成肿瘤浸润的天然通道，肿瘤转移侵犯过程正是利用筋膜体系的错误识别信号为肿瘤细胞裂变与侵犯提供途径。研究表明筋膜的分布与血管鞘形成有一定关联，血管鞘是包绕动、静脉，可以与周围分隔的结缔组织。而筋膜往往在一定程度上移行到系膜内，分布在血管外膜的外侧，与血管内膜保持着一定的狭小间隙。筋膜组织、淋巴管连同神经纤维组织一起组成了血管鞘。同时淋巴管及淋巴结在系膜内邻近血管外膜存在，而癌组织细胞可沿着血管鞘与血管外膜间的薄层间隙进行淋巴转移。

内脏筋膜有 3 个来源：①自胚胎形成时便与腹膜伴行的后腹膜下筋膜，如 Gerota 筋膜、腹下神经前筋膜等；②脏器的旋转、倒伏形成的融合筋膜，如 Treitz 筋膜、Toldt 筋膜、迪氏（Denonvillier's）筋膜；③直肠后间隙的"壁"演变而来的筋膜，如广义的直肠深筋膜"后叶"、Waldeyer 筋膜。研究外科解剖的目的最终还是为了提高手术操作技术，因此对膜解剖的研究最终也会落实到筋膜解剖上。从临床解剖的角度来讲，筋膜解剖才是膜解剖的核心，现今发表的膜解剖相关文献实际上也大多是在探讨筋膜解剖。

日本学者高桥孝对筋膜的定义：结缔组织中呈膜状扩展的致密结缔组织部分。高桥孝在 Tobin 和佐藤的研究基础上，对整个腹腔提出了"圆筒和圆筒壁"结构的阐述，以帮助更好地理解各类筋膜结构的来源。用圆筒表示人体的体壁，消化道处于上下（或头尾侧）的位置，并以肠系膜与圆筒壁相连，这就是最简单化的消化道结构。圆筒壁具有一定厚度，区分为前壁、后壁。肠系膜附着的后壁比较厚，大血管上下方向走行在后壁上，这里解剖学研究的对象是消化道中肠管，肠管的血管、淋巴管，包含神经的肠系膜及位于圆筒后壁（后腹膜腔）腹膜腔内的血管起始部，主要淋巴结，神经丛。具有一定厚度的圆筒壁包绕着支持性组织，肌肉组织、骨组织位于体壁中央，使之保持立位（图 2-7）。

从组织胚胎学的角度来看，包被躯干的膜性结构由表及里可分为浅、深两层。其中，由于腹膜下筋膜的"深叶"靠近腹膜。胚胎 6 周开始，伴随胃的旋转，后腹膜下筋膜包裹肾及肾周脂肪逐渐上升，前面的部分称为肾筋膜前叶（Gerota 筋膜），后面的部分称为肾筋膜后叶（Zuckerkandl 筋膜）。腹膜下筋膜的重要意义在于两层筋膜，即深叶和浅叶的相对独立存在。也就是说，无论肠管如何旋转，筋膜都与肠管及肠系膜不发生任何融合，相对独立存在。同时，两层筋膜由腹侧到背侧夹

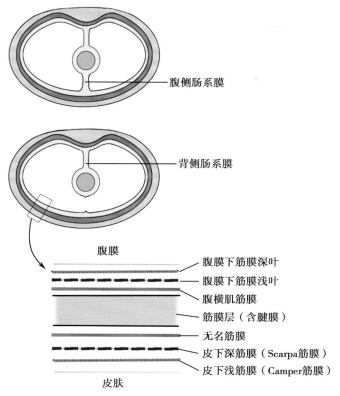

图 2-7 圆筒和圆筒壁模型

杂着主动脉走行并一直延伸至骨盆内部。而另一融合筋膜的概念可以定义为"相邻的浆膜组织逐渐固定并融合，最终形成的薄层结缔组织结构"，如升结肠和降结肠旋转完成后，结肠系膜表面的脏腹膜和后腹膜融合、固定，形成 Toldt 筋膜，但融合同时具有不均一性，有的部位表现为浆膜犹存，有的部位浆膜融合成新的筋膜，而有的部位退化为疏松结缔组织（图 2-8）。

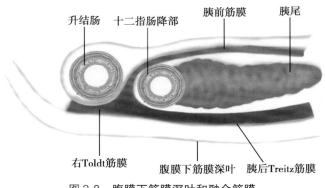

图 2-8 腹膜下筋膜深叶和融合筋膜

通过将人体筋膜的临床解剖学和胚胎组织学相互结合，了解筋膜的形成过程和来源以及胚胎各器官的相对位置，能够帮助外科医师在进行胃癌手术时彻底清扫所有胃周围筋膜附属淋巴组群，达到胃周围筋膜淋巴群组的彻底清扫。系膜融合形成的融合筋膜间隙是人体中天然的无血管外科平面，血管的胚胎形成过程决定了无论变异与否，血管的走行总是位于相关筋膜间隙内，胃的淋巴回流也同样遵循筋膜的胚胎学来源。循筋膜间隙分离不仅可以减少并发症的发生，而且也是肿瘤根治术"整块切除"的原则之一。

（陈路川　叶再生）

参 考 文 献

[1] TOBIN C E，BENJAMIN J A，WELLS J C. Continuity of the fasciae lining the abdomen，pelvis，and spermatic cord[J]. Surg Gynecol Obstet，1946，83（5）：575-596.

[2] SATO T，HASHIMOTO M. Morphological analysis of the fascial lamination of the trunk[J]. Bull Tokyo Med Dent Univ，1984，31（1）：21-32.

[3] GAO Z，YE Y，ZHANG W，et al. An anatomical，histopathological，and molecular biological function study of the fascias posterior to the interperitoneal colon and its associated mesocolon：their relevance to colonic surgery[J]. J Anat，2013，223（2）：123-132.

[4] KITAGAWA H，TAJIMA H，NAKAGAWARA H，et al. The retropancreatic fusion fascia acts as a barrier against infiltration by pancreatic carcinoma[J]. Mol Clin Oncol，2013，1（3）：418-422.

[5] 高桥孝. 大肠癌根治术[M]. 韩方海，唐宗江，陈利生，等译. 北京：人民卫生出版社，2003：89-133.

[6] 林谋斌，刘海龙，江慧洪，等. 结直肠手术膜解剖理论体系的探索[J]. 中华胃肠外科杂志，2021，24（7）：575-581.

[7] 三毛牧夫. 腹腔镜下大肠癌手术[M]. 张宏，刘金钢，译. 沈阳：辽宁科学技术出版社，2015.

[8] 孙凌宇，杨冬冬，郑宏群. 各种膜解剖理论：互斥还是包容[J]. 中华胃肠外科杂志，2020，23（7）：643-647.

第三节　融合筋膜的形成

从胚胎发育第4周起，原肠在发生一系列旋转之后确立了解剖位置，进而发生了包绕系膜的脏腹膜和壁腹膜的融合。传统观点认为这个融合导致脏、壁筋膜两层间皮细胞层消失而留有一层结缔组织层，这个结缔组织层就是融合筋膜。国内龚建平教授于2015年对融合筋膜进行了详细阐述，认为倒卧的系膜浆膜与系膜床上的浆膜两两相贴（bi-junction）而融合，这种融合具有不均一性，有的部位表现为浆膜犹存，有的部位浆膜融合成新的筋膜，如 Toldt 筋膜，而有的部位退化为疏松结缔组织，比如直肠后间隙的"天使发丝"（图 2-9）。

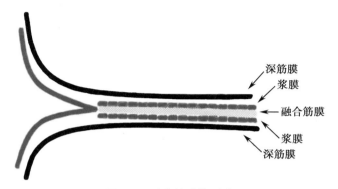

图 2-9　融合筋膜的形成

　　Coffey 把融合筋膜称为广义的 Toldt 筋膜，并认为 Toldt 筋膜依据部位不同而有性状变化。例如在升结肠系膜处，Toldt 筋膜由多层胶原纤维组成而显得较为致密，而在乙状结肠系膜和直肠系膜处则为细丝状，如"天使发丝"（angel hair/white hair）。因此，融合筋膜实际上更应被理解为一个潜在的间隙。由于系膜从十二指肠空肠曲到直肠的连续性，可以理解系膜和腹膜的融合产生的 Toldt 筋膜也是连续的，只是在所谓的腹膜反折处被打断，比如右侧的腹膜反折（右侧结肠旁沟）阻碍了右侧结肠系膜与 Toldt 筋膜平面的延伸，因此打开腹膜反折后可以进入融合筋膜或 Toldt 筋膜。

　　日本外科医师篠原尚等认为胚胎时期胃肠道的旋转形成了复杂的三维构造，引起了一连串各脏器间筋膜的"冲突"和"愈着"，手术就是要正确解除这些"愈着"，力争使其恢复到冲突发生之前的状态。另一位日本外科医师三毛牧夫认为消化系统的器官存在粘连和融合两种组织学形态，其对筋膜的定义为由结缔组织构成并能通过肉眼识别的组织结构，内部成分多种多样，通常由胶原纤维交织而成，并不仅存在于肌肉中，也可包被于其他器官（如腺体）表面，或在疏松结缔组织内部形成膜性分隔，认为融合筋膜的内部结构是无法绝对剥离的，要么是从两层筋膜之间进行剥离，要么是从一层筋膜的腹侧或背侧进行剥离（图 2-10）。

　　国内龚建平教授提出了浆膜两两相贴（bi-junction）而融合，在 bi-junction 边缘，往往被脏腹膜所覆盖，称为三三交汇（tri-junction）。当牵拉 tri-junction 两侧的系膜时，"覆盖"其表面的浆膜绷紧，形成"膜桥"，切开膜桥即进入其下面的疏松融合间隙（图 2-11，图 2-12）。

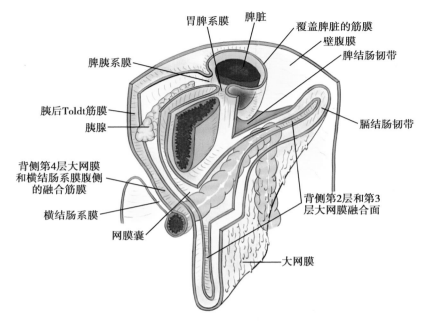

图 2-10 上腹腔脏器之间的融合筋膜

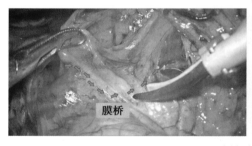
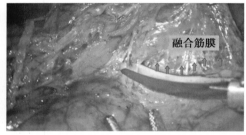

图 2-11 肝胰皱襞的膜桥和融合筋膜

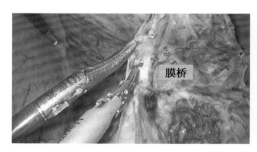
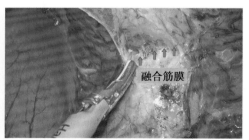

图 2-12 脾胰皱襞的膜桥和融合筋膜

（陈路川 曾 奕）

参 考 文 献

[1] COFFEY J C, LAVERY I, SEHGAL R. Mesenteric principles of gastrointestinal surgery: basic and applied science[M]. Boca Raton: CRC Press, 2017.

[2] GAO Z, YE Y, ZHANG W, et al. An anatomical, histopathological, and molecular biological function study of the fascias posterior to the interperitoneal colon and its associated mesocolon: their relevance to colonic surgery[J]. J Anat, 2013, 223(2): 123-132.

[3] 篠原尚, 水野惠文, 牧野尚彦. イラストレイテッド外科手術: 膜の解剖からみた術式のポイント[M]. 3版. 東京: 医学書院, 2010.

[4] 三毛牧夫. 腹腔镜下大肠癌手术[M]. 张宏, 刘金钢, 译. 沈阳: 辽宁科学技术出版社, 2015.

[5] 龚建平. 膜解剖的兴起与混淆[J]. 中华胃肠外科杂志, 2019, 22(5): 401-405.

[6] 龚建平. 外科膜解剖: 新的外科学基础?[J]. 中华实验外科杂志, 2015, 32(2): 225-226.

第四节　膜平面的连续一致性

在胚胎发育过程中, 从原始系膜包绕延续而来的各个脏器, 通过旋转、倒伏和周围结构产生了相应的融合关系, 使得腹腔内产生了多层次的空间。当我们反向思维, 重新努力让多层次空间回到胚胎发育时期的相邻关系, 又将发现, 系膜、筋膜以及对应的融合筋膜, 往往具有平面的连续一致性。

一、腹膜下筋膜的连续性

多数学者认为肾前筋膜和肾后筋膜在肾脏下界融合, 并延续为尿生殖筋膜。对尿生殖筋膜的认识现在还是很有争议, Yobuki、Maas 等认为它是腹下神经表面一层保护性筋膜, 应称为腹下神经前筋膜, 而 Sato 认为尿生殖筋膜是个鞘状结构包围腹下神经和输尿管, 故而称为输尿管腹下筋膜。妊娠 20 周时, 腹下神经夹于两层筋膜当中, 呈现为"三明治"样, 腹侧筋膜为腹下神经前筋膜, 背侧筋膜为骶前筋膜。日本学者 Takahashi 认为腹膜下筋膜深层从直肠背侧向头侧折反, 在上腹下丛处再次和腹膜下筋膜深层融合形成直肠深筋膜。直肠深筋膜、膀胱腹下筋膜、髂内血管鞘和 Denonvillier's 筋膜是同一筋膜的延续。另一位日本学者 Mike 认为在乙状结肠隐窝处, 腹膜下筋膜深层的腹侧出现直肠深筋膜。在直肠侧方, 直肠深筋膜和腹膜下筋膜深层融合, 并与下腹下丛、直肠中血管形成侧韧带。在直肠后方, 直肠深筋膜和腹膜下筋膜深层转折形成直肠骶骨韧带, 在直肠前方, 腹膜下筋膜的深层位于 Denonvillier's 筋膜的腹侧, 并进而延续为膀胱的筋膜(图 2-13, 图 2-14)。

肾筋膜（Gerota筋膜）

主动脉前筋膜

髂腰肌前筋膜、腰大肌前筋膜

泌尿生殖筋膜

输尿管腹下神经筋膜、腹下神经前筋膜

后腹膜下筋膜

向下后延伸为"骶前筋膜"

向下前延伸为"Denonvillier's筋膜前叶"

实则为一！

图 2-13　腹膜下筋膜深叶延伸后的不同命名

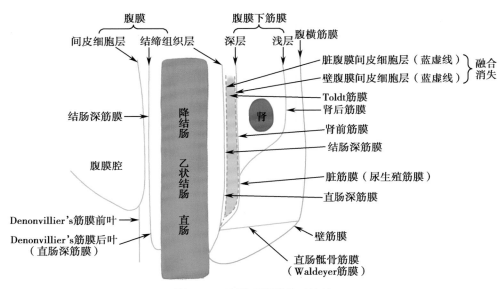

图 2-14　腹膜下筋膜的延续性

二、Toldt 筋膜的连续性

　　背系膜后层至胰腺上缘时两叶向下方包绕胰腺，其中后叶与腹后壁腹膜融合形成胰后筋膜，前叶则组成胰前筋膜。腹腔动脉及其分支位于背系膜前、后叶之间，其中包绕胃左血管和肝总血管的胰前筋膜分布称为胃胰皱襞和肝胰皱襞。Toldt 筋膜位于腹主动脉左侧部分称为胰后 Toldt 筋膜，位于腹主动脉右侧、下腔静脉前方的部分称为胰后 Treitz 筋膜。胰后筋膜来源于背系膜与腹后壁的壁腹膜融合形成。小肠旋转结束后，升结肠系膜后叶与腹后壁腹膜融合形成右侧 Toldt 筋膜，由于背系膜随着胃十二指肠的旋转转到右侧并与壁腹膜融合形成胰后 Treitz

筋膜，而在胰腺前方升结肠系膜后叶与胰前筋膜也发生融合，因此可以认为右侧Toldt 筋膜向上延续可以分为两层，一层在胰腺后筋膜的背侧，一层在胰腺前筋膜的腹侧。这样右侧 Toldt 筋膜十二指肠水平部后方与胰后 Treitz 筋膜相延续，前方与胰前筋膜相连接，即 Toldt 筋膜包绕胰头、十二指肠，可以分为背侧的 Treitz 筋膜和腹侧的胰前筋膜。降结肠系膜后叶与壁腹膜融合形成左侧 Toldt 筋膜，左侧Toldt 筋膜向上与胰后 Toldt 筋膜相延续（图 2-15）。

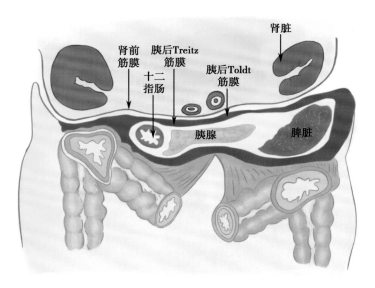

图 2-15　Toldt 筋膜的延续性

三、肠系膜的延续性

以往观点认为肠系膜不连续，升结肠和降结肠系膜经常缺失。2017 年爱尔兰 Coffey 教授提出，肠系膜是连续的，从十二指肠空肠曲延续至直肠肛管交界处。十二指肠空肠曲的肠系膜呈螺旋状折叠，小肠系膜可以移动。右结肠系膜平铺于后腹壁，改变构象延续为横结肠系膜，在结肠脾曲继续改变构象延续为左结肠系膜。左结肠系膜及乙状结肠系膜内侧区平铺于后腹壁，乙状结肠系膜边缘区随着肠管的变长而延伸并移动。乙状结肠系膜向骨盆内延伸为直肠系膜，最终在骨盆底终止。小肠系膜和乙状结肠系膜游离区域的内侧面和外侧面、横结肠系膜的上下表面、左右结肠的上表面均为间皮细胞所覆盖，左右结肠的下表面附着在 Toldt 筋膜上。

（魏晟宏　王　益）

参 考 文 献

[1] 林谋斌,张忠涛. 基于现代精细解剖的腹盆腔外科指导:膜解剖的求源与思辨[M]. 北京:人民卫生出版社,2019.

[2] MIKE M,KANO N. Laparoscopic surgery for colon cancer: a review of the fascial composition of the abdominal cavity[J]. Surg Today,2015,45(2):129-139.

[3] COFFEY J C,LAVERY I,SEHGAL R. Mesenteric principles of gastrointestinal surgery: basic and applied science[M]. Boca Raton: CRC Press,2017.

[4] 刘海龙,常毅,林谋斌. 科学解读膜解剖理论　规范应用膜解剖名词[J]. 中华胃肠外科杂志,2020,23(7):634-642.

第五节　淋巴结、神经和膜的关系

一、淋巴结和膜的关系

胚胎期演进中,胃腹系膜形成小网膜及肝十二指肠韧带,而背系膜的前后两层广泛覆盖胃、脾和胰腺,进而衍化成为胃脾韧带、胃胰皱襞、肝胰皱襞、胰腺被膜、脾肾韧带等结构。临床意义上,胃系膜是指连接胃与周围脏器和腹壁的胃周围韧带和融合筋膜,其内包含胃的血管、淋巴结、淋巴管、神经和脂肪组织。因此,在胃癌手术中所要清扫的淋巴结必然位于胃周系膜内(图2-16)。

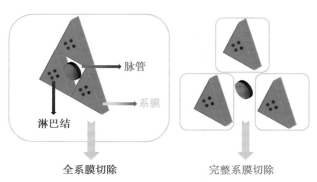

全系膜切除　　　　完整系膜切除

图2-16　全系膜切除和完整系膜切除的关系

二、龚建平教授理论中有关胃周系膜和胃癌各组淋巴结的关系

(一)胃背系膜前层1——胃网膜左系膜

胃网膜左系膜呈囊状倒伏在横结肠系膜左隐窝、脾下极肾筋膜(Gerota筋膜)

和胰尾部胰腺深筋膜的交汇处。此处应清扫的淋巴结有 No.4sa、No.4sb、No.4d、No.10。

（二）胃背系膜后层 1——胃网膜右系膜

中结肠血管以右、横结肠深筋膜右 1/3 前方的膜层次与构成较复杂，由胃网膜右系膜、大网膜十二指肠附着部、胰头部前后筋膜和网膜囊右壁外侧面，通过"两两相贴"与"三三交汇"融合的方式构成。这可以解释在分离横结肠系膜时可以观察到多个疏松平面，且越接近胰腺下缘系膜分层越明显。此处清扫的淋巴结主要为 No.6i、No.6a、No.6v、No.14v。

（三）胃背系膜后层 2——胃后系膜

胃后系膜区域指胰腺上缘的胃背系膜，位于胃后动脉左侧、脾动脉及其支配脾上极的属支与胃底背侧面为三角边界区域内的胃胰皱襞。Toldt 筋膜与后方 Gerota 筋膜之间的疏松间隙是正确的分离层面。胃左系膜和胃后系膜是延续相通的，理论上作为整体处理，以降低淋巴结和离散癌结节系膜内播散的潜在风险，更为适宜。此处清扫的淋巴结主要为 No.11p、No.11d。

（四）胃背系膜后层 3——胃左系膜

胃左系膜包含传统意义上的肝胰皱襞、胃后动脉以右的胃胰皱襞，胰后 Toldt 筋膜位于胰体尾部和脾动静脉的后方，左侧肾筋膜（Gerota 筋膜）前方；胰后 Treitz 筋膜位于胰十二指肠后方，右侧肾筋膜和下腔静脉的前方。突出"信封"的结构背侧面分别有 Treitz 筋膜和 Toldt 筋膜包被，两者以主动脉为界相延续，其后方与 Gerota 筋膜之间存在的间隙分别被称为 Toldt 间隙和 Treitz 间隙，且两者贯通。此处清扫的淋巴结主要为 No.7、No.8a、No.8p、No.9。

三、自主神经和膜的关系

腹腔内的自主神经主干均位于腹膜下筋膜深层的外侧，自主神经的分支参与"血管—神经—淋巴蒂"的组成。腹腔丛由两侧的内脏大神经、内脏小神经、腰上部交感神经节的分支及由迷走神经腹腔支组成，位于 Gerota 筋膜后方，腹主动脉丛延续于腹腔丛，同样位于 Gerota 筋膜后方，腹主动脉的两侧及前面，在肠系膜上动脉和肠系膜下动脉起始部之间，因此又称为肠系膜间丛。腹主动脉丛左右两干相互汇合，在两侧髂总动脉和骶岬构成的髂间三角内延续为上腹下丛；上腹下丛亦走行于肾筋膜后，部分神经纤维嵌入筋膜。沿肾筋膜继续向尾侧游离，可见其跨越骶岬，延续为骶前筋膜；延续自上腹下丛的腹下神经，走行于骶前筋膜后外侧。在第 3 骶椎水平，骶前筋膜和骶骨骨膜之间，盆内脏神经加入腹下神经，形成骶前筋膜后外侧的下腹下丛。在神经行程中，可见细小分支进入骶前筋膜。

　　胃癌手术还要尤其注意上腹部迷走神经的走行。左侧迷走神经于食管下段延续为迷走神经前干，在贲门附近分出胃前支和肝支。右侧迷走神经于食管下段后方构成迷走神经后干，在贲门附近发出胃后支，沿胃小弯后面走行，途中分支分布于胃后壁。迷走神经腹腔支为迷走神经后干的终支，向右行至腹腔干附近，与交感神经混合一起构成腹腔丛，随血管分布于肝、胆、胰、脾、肾及结肠左曲以上的腹部消化道。

　　胃癌手术时可以保留的部位是幽门与胃周围的自主神经。因此，对于早期胃癌，能够保留功能的术式是保留幽门的胃切除术（PPG），通常要保留自主神经。保留幽门时，应距幽门口侧缘 2.5cm 以上（一般为 3~4cm）切断胃，这样基本能保留残胃的储存功能。要保留的自主神经是在浅层从迷走神经前干分出的肝支和幽门支，而胃前支则需切断。深层有迷走神经后干和腹腔支。腹腔支分布在腹腔神经结内，与交感神经纤维一起沿着深部的动脉走行，形成肝总动脉和脾动脉神经丛，其继续走行分布于胰腺的为胰支，走行于肝总动脉头侧、背侧分布于肝十二指肠韧带内的肝支等组成所谓的肝神经丛（图 2-17）。因此在清扫 No.8 组淋巴结和 No.11 组淋巴结时，都可以走行于肝总动脉和脾动脉的"神经外侧层间隙"。日本学者 Uyama 提出脉管与其周围清扫对象的组织之间存在疏松结缔组织间隙，脉管周围的神经组织外侧应为淋巴结清扫的合适层次，称为神经外侧层或 Uyama 层。胰腺上区淋巴结清扫由腹侧向背侧的游离路径应该是突破胰前筋膜进入胰腺实质与腹膜下筋膜之间的间隙，进入脉管神经外侧层，沿脉管表面走行，突破胰后筋膜与 Toldt 筋膜进入背侧游离间隙（图 2-18）。

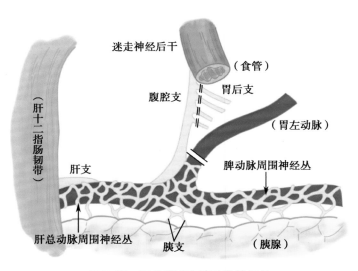

图 2-17　肝总动脉和脾动脉神经丛

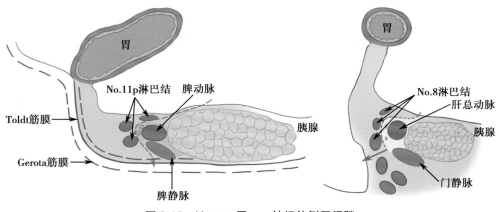

图 2-18　Uyama 层——神经外侧层间隙

（叶再生　曾　奕）

参 考 文 献

[1] SHINOHARA H，KURAHASHI Y，HARUTA S，et al. Universalization of the operative strategy by systematic mesogastric excision for stomach cancer with that for total mesorectal excision and complete mesocolic excision colorectal counterparts[J]. Ann Gastroenterol Surg，2017，2（1）：28-36.

[2] 张建平，沈健，董小刚，等. 胃癌完整系膜切除术的实用膜解剖学初探[J]. 中华胃肠外科杂志，2019，22（10）：926-931.

[3] UYAMA I，KANAYA S，ISHIDA Y，et al. Novel integrated robotic approach for suprapancreatic D2 nodal dissection for treating gastric cancer：technique and initial experience[J]. World J Surg，2012，36（2）：331-337.

[4] 春田周宇介，篠原尚，宇田川晴司. Surgical anatomy for gastric cancer：Introduction[J]. 膜と層を意識した消化器外科解剖消化器外科増刊，2017，40（5）：546-556.

[5] 王大广，李伟，张洋，等. "Ω"形动脉游离路径在腹腔镜胃癌根治术中胰腺上区淋巴结清扫中应用研究[J]. 中国实用外科杂志，2018，38（9）：1050-1054.

第三章
基于血管导向的胃癌完整系膜切除及系膜细分的理论

第一节　基于血管导向的胃癌完整系膜切除理论基础

胃肠道肿瘤的根治性手术包括完整切除原发肿瘤及其器官特异性系膜进行淋巴结清扫。这一观念早在 1979 年即由 Enker W E、Laffer U T H、Block G E 教授提出。胚胎时期胃肠道的旋转形成了复杂的三维构造，引起了一连串各脏器间筋膜的"冲突"和"愈着"，手术就是要正确解除这些"愈着"，力争使其恢复到"冲突"发生之前的状态。从消化管的胚胎发育时期来看，消化管以及其所属系膜的旋转是始终以血管为中心进行的，因此供应血管和消化管以及其所属系膜是天然的一脉相承。2017 年 Coffey 教授也提出胃肠道肿瘤手术应该是特异性系膜的连续完整切除。TME 手术和 CME 手术都是贯彻了这一理念，通过实现直肠和结肠系膜的完整切除从而获得手术对防止肿瘤复发的最大作用。由于消化道的连续性及系膜床的连续性，胃肠可一体视之。近些年来，不少国内外学者也正努力在胃癌手术中引进完整系膜切除理念。但是如何界定胃癌根治术中的系膜切除范围，仍然存在各种不同的争议。随着早期患者的增加，保留器官功能的完整系膜切除手术，强调以精细的供应血管导向来界定精细的系膜切除范围，比如保留幽门的胃切除手术（PPG），也再次证实了并非一定要传统的 D_2 清扫才能做到完整系膜切除。

2019 年日本的筱原尚教授阐述了系统性胃系膜切除的方法：首先通过分离胚胎学平面，解除胃系膜与邻近的肠系膜或体壁的固定。然后通过追踪系膜内可剥离的脂肪层，将含有淋巴结的脂肪组织从胰腺及其相关血管中分离出来。最后是充分解剖定义标准的 D_2 淋巴结切除术切除肿瘤特异性系膜。

国内龚建平教授的"胃背系膜近胃端（proximal segment of dorsal mesogastrium，PSDM）"理论指出，在胚胎发育过程中，胃的扩张和胃大弯的延长导致胃背系膜近胃端的劈裂，进而延长和集束化，内有胃的主要血管和淋巴系统，被深筋膜和浆膜所包绕，从而使得 PSDM 盘曲在系膜床上，劈裂成 6 个集束化的系膜，分别为胃后系膜、胃短系膜、胃左系膜、胃网膜左系膜、胃右系膜、胃网膜右系膜。龚建平教授还提出了 PSDM 由浆膜及其下面的筋膜，将胃及其供养系统呈信封样包绕起来，悬挂并通向体后壁；PSDM 内，不仅仅有生理学结构（胃、血管、淋巴、脂肪），还有病理学事件（淋巴转移和第五转移）。篠原尚教授和龚建平教授都从系膜的解剖定义出发，为胃癌根治术中的系膜切除范围做了较好的界定。

在总结归纳国内外学者对系膜边界相应的观点后，笔者提出以血管导向来界定胃癌根治术系膜切除的边界，进一步细化系膜的定义，如"胃左血管系膜""肝血管系膜"等。这样提出的原因在于从消化管的胚胎发育时期来看，消化管以及其所属系膜的旋转始终是以血管为中心进行的，因此供应血管和消化管以及其所属系膜是天然的一脉相承，系膜是一个包裹血管、神经、淋巴组织的复合结构，唯有以血管作为系膜的边界才能保证肿瘤引流的淋巴网络被最大化切除。

在大肠癌的根治手术中，日本《大肠癌处理规约》较早就已经明确提出了以肿瘤供应血管来指导切除肿瘤边缘近、远端相应长度的肠管，由于系膜和血管是天然的整体，所以血管分布是系膜位置所在的"天然地图"。而在胃癌淋巴结的分组界定方面，目前国际通用标准也同样是以胃周血管来分界，这也为以血管导向来界定系膜边界提供了良好的基础。

以血管为导向的胃癌完整系膜切除手术包括了完整淋巴结清除，而淋巴结本身是沿血管周围布配的，细分的血管边缘就是系膜的侧边界，精细的层面外科阐明了胃系膜的底边界，结合胃肿瘤联合淋巴脂肪结缔组织及网膜就构成了整块（en bloc）切除。

（陈路川 韩 帅）

参 考 文 献

[1] ENKER W E, LAFFER U T, BLOCK G E. Enhanced survival of patients with colon and rectal cancer is based upon wide anatomic resection[J]. Ann Surg, 1979, 190(3): 350-360.

[2] MAURER C A, RENZULLI P, KULL C, et al. The impact of the introduction of total mesorectal excision on local recurrence rate and survival in rectal cancer: long-term results[J]. Ann Surg Oncol, 2011, 18(7): 1899-1906.

[3] HOHENBERGER W, WEBER K, MATZEL K, et al. Standardized surgery for colonic cancer:

complete mesocolic excision and central ligation: technical notes and outcome[J]. Colorectal Dis, 2009, 11(4): 354-365.

[4] BUNNI J, COFFEY J C, KALADY M F. Resectional surgery for malignant disease of abdominal digestive organs is not surgery of the organ itself, but also that of the mesenteric organ[J]. Tech Coloproctol, 2020, 24(7): 757-760.

[5] SHINOHARA H, KURAHASHI Y, HARUTA S, et al. Universalization of the operative strategy by systematic mesogastric excision for stomach cancer with that for total mesorectal excision and complete mesocolic excision colorectal counterparts[J]. Ann Gastroenterol Surg, 2018, 2 (1): 28-36.

[6] 龚建平. 从胃癌根治术角度浅谈胃背侧系膜近侧段的结构与功能[J]. 中华外科杂志, 2020, 58(11): 822-825.

[7] 所剑, 孙璇, 李伟. 第 9 版日本《大肠癌处理规约》更新要点解读[J]. 中国实用外科杂志, 2019, 39(7): 687-690.

[8] 日本胃癌学会. 胃癌取扱い規約[M]. 15 版. 东京: 金原出版株式会社, 2017.

[9] 胡祥, 张驰. 第 15 版日本《胃癌处理规约》拔萃[J]. 中国实用外科杂志, 2018, 38(5): 520-528.

第二节　基于血管导向的胃周系膜分布情况

那么胃癌完整系膜手术的边界在哪里呢？笔者在胃癌根治手术中，提出了以肿瘤供应血管导向来界定系膜切除的边界，系膜的起点是胃周各主干血管分支的发出点，而止点是胃周主干血管分支的汇入处，汇入处的形式是多样性的，如胃壁、膈肌、肝门、脾门。比如标准的进展期胃窦癌要清扫 No.6 整组淋巴结及其所属系膜，而保留幽门的 PPG 手术只需清扫 No.6a 和 No.6v 组淋巴结及其所属系膜，因此明确 No.6 各组系膜的起点和止点就尤为具有意义。

根据胃部的主要供应血管，可以将拟完整切除的胃周系膜分为 8 组，即胃网膜右血管系膜、胃网膜左血管系膜、胃右血管系膜、胃左血管系膜、肝总血管系膜、脾血管系膜、腹腔干系膜和左膈下血管胃底支系膜。当进行标准根治手术时，通常应用大系膜的分组进行整块切除，而根据血管导向的系膜，则往往可以局限于某个系膜边界，胃癌的手术本身即是由各组小系膜共同组成的大系膜的"en bolc"切除。不同的 T 分期和不同的 N 分期，可以有不同的清扫范围，所组成的系膜边缘也就不同（图 3-1～图 3-3）。

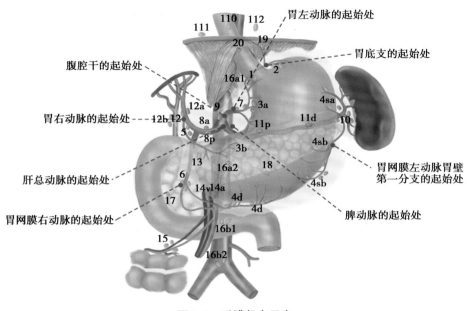

图 3-1　系膜起点示意

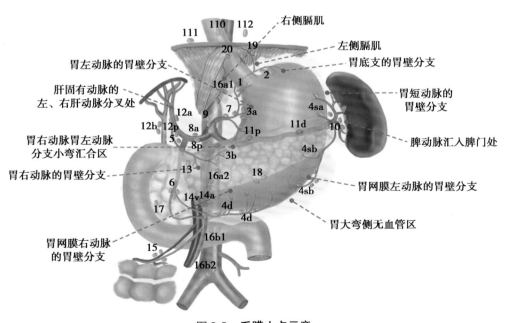

图 3-2　系膜止点示意

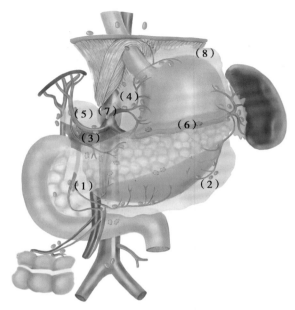

图 3-3 8 组胃周系膜的细化
(1)胃网膜右血管系膜及其分支系膜;(2)胃网膜左血管系膜;(3)胃右血管系膜及其分支系膜;(4)胃左血管系膜及其分支系膜;(5)肝总血管系膜及其分支系膜;(6)脾血管系膜及其分支系膜;(7)腹腔干系膜;(8)左膈下血管胃底支系膜。

　　根据血管的不同细化情况,以及血管的分叉点或中间点(图 3-4),可以将之前定义的分组系膜按照国际通行的胃癌淋巴结分组规定,进一步细化如下(图 3-5):①胃网膜右血管系膜及其分支系膜,包括胃网膜右血管系膜(含 No.6 组淋巴结)、胃网膜右血管分支系膜(含 No.4d 组淋巴结);②胃网膜左血管系膜(含 No.4sb 组淋巴结);③胃右血管系膜及其分支系膜,包括胃右血管系膜(含 No.5 组淋巴结)、胃右血管分支系膜(含 No.3b 组淋巴结);④胃左血管系膜及其分支系膜,包括胃左血管系膜(含 No.7 组淋巴结)、胃左血管分支系膜(含 No.3a 组淋巴结)、胃左血管贲门支系膜(含 No.1 组淋巴结);⑤肝总血管系膜及其分支系膜,包括肝总血管系膜(含 No.8 组淋巴结)、肝固有血管系膜(含 No.12 组淋巴结);⑥脾血管系膜及其分支系膜,包括脾血管系膜(含 No.11 组淋巴结)、脾系膜(含 No.10 组淋巴结)、胃短血管系膜(含 No.4sa 组淋巴结);⑦腹腔干系膜(含 No.9 组淋巴结);⑧左膈下血管胃底支系膜(含 No.2 组淋巴结)。经过细化分组后,系膜内均含有相应组别的淋巴结,这就再次强调了系膜是一个包裹血管、神经、淋巴组织的复合结构,只要清扫淋巴结,就必须进行相应归属系膜的完整切除,而每一组系膜都具有相应的起止点,在起止点范围内以供应血管作为系膜的边界,可以使得肿瘤引流的淋巴网络被最大化切除。

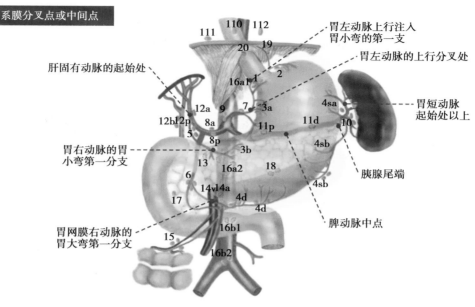

图 3-4 系膜分叉点或中间点示意

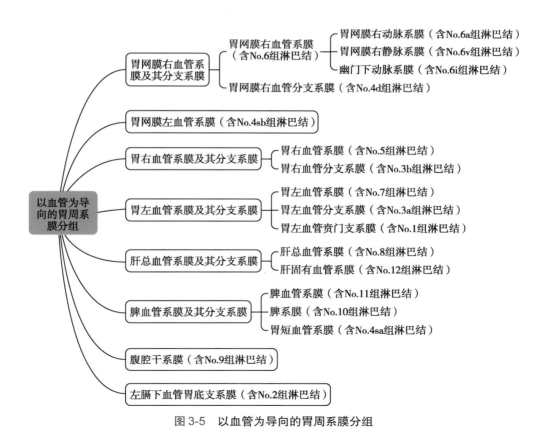

图 3-5 以血管为导向的胃周系膜分组

以日本《胃癌治疗指南》规定的近端胃切除术 D_2 淋巴结清扫(No.1、No.2、No.3a、No.4sa、No.4sb、No.7、No.8a、No.9、No.11p 组淋巴结)为例,手术过程需要完整切除胃网膜左血管系膜(含 No.4sb 组淋巴结),胃左血管系膜(含 No.7 组淋巴结),胃左血管分支系膜(含 No.3a 组淋巴结),胃左血管贲门支系膜(含 No.1 组淋巴结),肝总血管系膜(含 No.8 组淋巴结),脾血管近端系膜(含 No.11p 组淋巴结),胃短血管系膜(含 No.4sa 组淋巴结),腹腔干系膜(含 No.9 组淋巴结),左膈下血管胃底支系膜(含 No.2 组淋巴结)。一旦切除的系膜范围达到了相应的起止点,就说明所要清扫的淋巴结必然完整地被包裹在系膜之内。

(陈路川　韩　帅)

第四章

以供应血管为导向的胃癌完整系膜切除应用实践

第一节　以供应血管为导向的胃癌完整系膜切除操作

系膜是由两层腹膜包裹血管、神经、淋巴组织所形成的复合结构，那么如何在临床实践中找到系膜的边缘呢？侧边界主要根据主干血管及其分支的导向来界定，同时高清的 3D 腹腔镜也使得底边界的胃系膜和系膜床之间的融合间隙（无血管区）可以被轻松寻找。对于系膜内癌，由于肿瘤仍在系膜内徘徊，将这一段以血管为导向联合相应的神经淋巴脂肪结缔组织及两层腹膜完整切除，就能达到完整系膜切除。因此根据不同 T 分期和 N 分期的转移规律，可以选择相应系膜的完整"en bolc"切除，而对于需要做缩小保功能手术的早期患者，也可以根据精细的血管导向细分系膜进行完整系膜"en bolc"切除，达到细分的 CME。本章将详细介绍各组系膜的起止点、切除细节和解剖变异要点。

一、胃网膜右血管系膜及其分支系膜（含 No.6v、No.6a、No.6i、No.4d 组淋巴结）

【起点】
胃网膜右动脉的起始处。

【止点】
胃大弯侧无血管区右侧缘（图 4-1）。

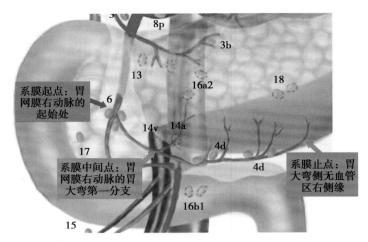

图 4-1 胃网膜右血管系膜及其分支系膜起止点示意

（一）胃网膜右血管系膜（含 No.6v、No.6a、No.6i 组淋巴结）

【起点】

胃网膜右动脉的起始处。

【止点】

胃网膜右动脉注入胃壁大弯第一支（图 4-2～图 4-4）。

【融合筋膜间隙】

大网膜 3、4 层之间的融合筋膜间隙。

【系膜床】

横结肠系膜、胰腺钩突。

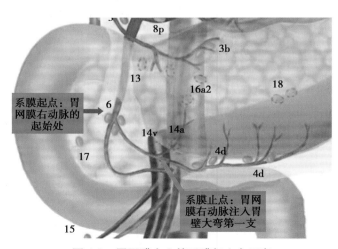

图 4-2 胃网膜右血管系膜起止点示意

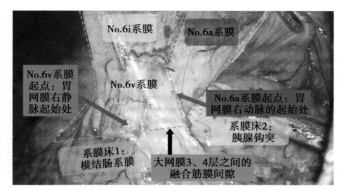

图4-3　胃网膜右血管系膜术中图

No.6v 系膜．胃网膜右静脉系膜（含 No.6v 淋巴结），起点：胃网膜右静脉的起始处，止点：胰十二指肠上静脉终末支；No.6a 系膜．胃网膜右动脉系膜（含 No.6a 淋巴结），起点：胃网膜右动脉的起始处，止点：胃网膜右动脉注入胃前壁和后壁的第一胃支；No.6i．幽门下动脉系膜（含 No.6i 淋巴结），起点：幽门下动脉的起始处，止点：幽门下动脉的胃壁各分支。

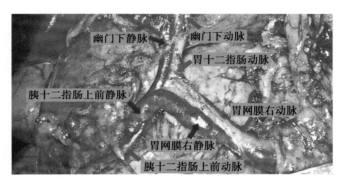

图4-4　幽门下区血管解剖

【解剖变异要点】

1. 幽门下动脉分型　日本学者把幽门下动脉分为 3 型。①Ⅰ型，即远侧型，起源于胰十二指肠上前动脉；②Ⅱ型，即尾侧型，起源于胃网膜右动脉；③Ⅲ型，即近侧型，起源于胃十二指肠动脉（图4-5）。

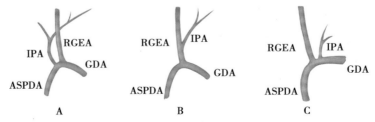

图4-5　幽门下动脉分型

A．Ⅰ型；B．Ⅱ型；C．Ⅲ型。

RGEA．胃网膜右动脉；GDA．胃十二指肠动脉；IPA．幽门下动脉；ASPDA．胰十二指肠上前动脉。

2. 幽门下静脉分型 日本学者将幽门下静脉分为 4 型。①Ⅰ型,有 2 支或以上幽门下静脉汇入胃网膜右静脉,而不汇入胰十二指肠上前静脉;②Ⅱa 型,仅有 1 支幽门下静脉汇入胃网膜右静脉,而不汇入胰十二指肠上前静脉;③Ⅱb 型,1 支幽门下静脉汇入胃网膜右静脉,1 支幽门下静脉汇入胰十二指肠上前静脉;④Ⅲ型,幽门下静脉仅汇入胰十二指肠上前静脉(图 4-6)。

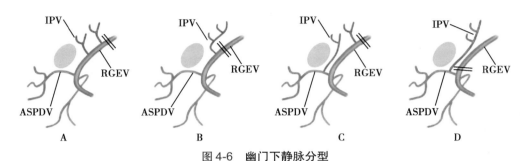

图 4-6 幽门下静脉分型
A. Ⅰ型;B. Ⅱa 型;C. Ⅱb 型;D. Ⅲ型。
RGEV. 胃网膜右静脉;IPV. 幽门下静脉;ASPDV. 胰十二指肠上前静脉。

3. 胃结肠干(亨勒干,Henle trunk)分型 根据汇入支的不同,Henle 干有 6 种分型。①Ⅰ型:胃网膜右静脉 + 胰十二指肠上前静脉 + 副右结肠静脉;②Ⅱ型:胃网膜右静脉 + 胰十二指肠上前静脉;③Ⅲ型:胃网膜右静脉 + 胰十二指肠上前静脉 + 右结肠静脉 + 副右结肠静脉;④Ⅳ型:胃网膜右静脉 + 胰十二指肠上前静脉 + 右结肠静脉;⑤Ⅴ型:胃网膜右静脉 + 副右结肠静脉(图 4-7);⑥Ⅵ型:其他所有的分支类型,包括胃网膜右静脉 + 胰十二指肠上前静脉 + 右结肠静脉 + 副右结肠静脉 + 中结肠静脉、胃网膜右静脉 + 胰十二指肠上前静脉 + 右结肠静脉 + 中结肠静脉、胃网膜右静脉 + 胰十二指肠上前静脉 + 中结肠静脉、胃网膜右静脉 + 胰十二指肠上前静脉 + 右结肠静脉 + 副右结肠静脉 + 肠系膜上结肠静脉、胰十二指肠上前静脉 + 副右结肠静脉、胃网膜右静脉 + 胰十二指肠上前静脉 + 右结肠静脉 + 肠系膜上结肠静脉、胃网膜右静脉 + 胰十二指肠上前静脉 + 肠系膜上结肠静脉。

【手术操作】

沿横结肠边缘向右离断胃结肠韧带,助手左手将胃大弯侧提起,右手提起胃网膜右血管系膜,切开胃胰皱襞,然后紧接着沿大网膜 3、4 层之间的融合筋膜间隙,以横结肠系膜及胰头为系膜床,分离至十二指肠降部外侧缘,充分显露胰头钩突前的胰十二指肠上动脉前支及胰十二指肠上静脉(No.6v 分布区)并进一步显露 Henle 干,从胃网膜右静脉 Henle 干的汇入点起,由远端向近端紧贴胃网膜

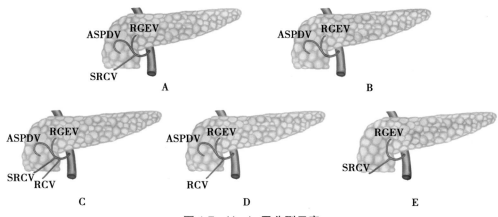

图 4-7　Henle 干分型示意

A. Ⅰ型；B. Ⅱ型；C. Ⅲ型；D. Ⅳ型；E. Ⅴ型。

RGEV. 胃网膜右静脉；ASPDV. 胰十二指肠上前静脉；SRCV. 副右结肠静脉；RCV. 右结肠静脉。

右静脉，沿胰头前筋膜浅层，向上清除根部的 No.6v 组淋巴结及脂肪结缔组织，离断胃网膜右静脉。继续沿着该平面分离并显露胃网膜右动脉根部，根部离断胃网膜右动脉并进一步沿同一平面向上离断幽门下动脉胃壁分支，清除 No.6a 组淋巴结及脂肪结缔组织，继续以胰腺钩突为系膜床，沿胰头前筋膜浅层，向右拓展平面，清扫 No.6i 组淋巴结，助手左手继续向上牵拉胃窦后壁，右手向右牵拉十二指肠，显露并沿着十二指肠边缘离断及胰十二指肠上动脉后支达幽门下 3cm，这样就完整显露了十二指球部至少 3cm，如果需要裸化更多的十二指肠球部，还可以继续离断更多的胰十二指肠上动脉分支达到十二指肠球部充分长度的裸化（资源1）。

资源 1　胃网膜右血管系膜完整切除

（二）胃网膜右血管分支系膜（含 No.4d 组淋巴结）

【起点】

胃网膜右动脉注入胃壁大弯第一支。

【止点】

胃大弯侧无血管区右侧缘（图 4-8～图 4-10）。

【手术操作】

无论全胃根治术还是远端胃根治术，因该组系膜左边为胃网膜左血管系膜，右边为胃网膜右血管系膜，所以极少进行单独清扫（资源2）。行近端胃手术时，如果需要保留该组系膜，则应注意该组系膜和胃网膜左血管系膜（含 No.4sb 组淋巴结）的分界。

资源 2　胃网膜右血管分支系膜完整切除

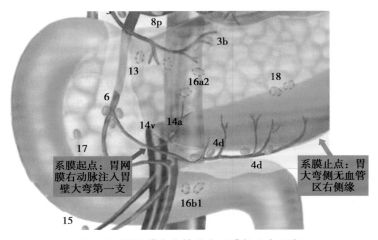

图 4-8　胃网膜右血管分支系膜起止点示意

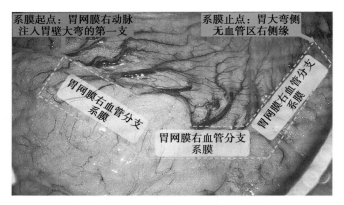

图 4-9　胃网膜右血管分支系膜术中图

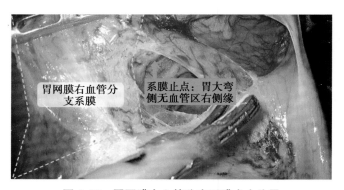

图 4-10　胃网膜右血管分支系膜术中边界

二、胃网膜左血管系膜（含 No.4sb 组淋巴结）

【起点】

胃网膜左动脉胃壁第一分支的起始处。

【止点】

胃网膜左动脉的胃壁分支、胃大弯侧无血管区左侧缘（图 4-11～图 4-13）。

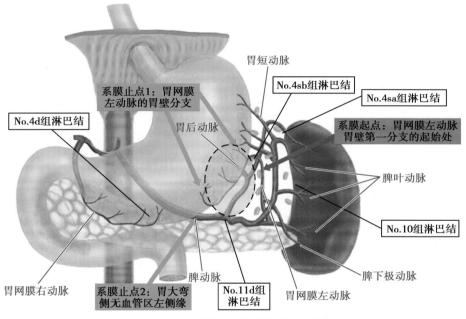

图 4-11　胃网膜左血管系膜起止点示意

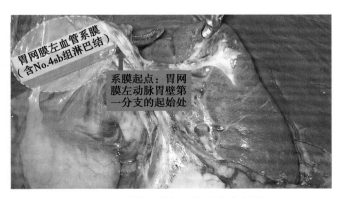

图 4-12　胃网膜左血管系膜术中图

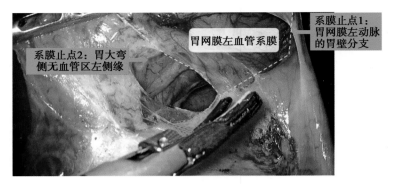

图 4-13　胃网膜左血管术中边界

【解剖变异要点】

　　日本学者根据胃网膜左动脉和脾下极动脉的关系，将胃网膜左动脉分为 3 型：
①Ⅰ型，胃网膜左动脉由脾动脉发出后，再发出脾下极动脉；②Ⅱ型，胃网膜左动脉
由脾下叶动脉发出后，再发出脾下极动脉；③Ⅲ型，胃网膜左动脉和脾下极动脉由
脾下叶动脉发出共干（图 4-14）。

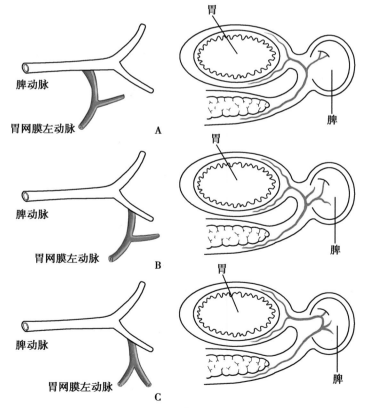

图 4-14　胃网膜左动脉分型图

A．Ⅰ型；B．Ⅱ型；C．Ⅲ型。

【手术操作】

助手一手提起胃脾韧带，一手将胃后壁顶起牵拉，显露脾肾韧带的脾胰皱襞，即此处的膜桥，在胰腺上缘、脾动脉下缘沿着膜桥切开胰尾上缘的后腹膜（脾胰皱襞），即可显露尾侧脾动脉，沿脾动脉前筋膜进入脾肾韧带与胃脾韧带相延续的融合间隙，继续沿脾血管主干末端向上显露胃网膜左动脉根部及脾下极支血管，继续分离胃网膜左动脉达胃大弯侧第一分支处，于第一分支根部离断即为胃网膜左血管系膜起始处，为了有利于辨别胃网膜左动脉第一分支位置，也可以于胃网膜左动脉根部离断，将一部分No.10组淋巴结连同No.4sb淋巴结一并清扫，若非全胃根治术，继续向上离断胃脾韧带内的1～2支胃短动脉，则超出本系膜的完整切除范围。本部分手术操作可参见视频（资源3）。

资源3　胃网膜左血管系膜完整切除

三、胃右血管系膜及其分支系膜（含 No.5、No.3b 组淋巴结）

【起点】

胃右动脉的起始处。

【止点】

胃右动脉胃左动脉分支小弯汇合处（图 4-15）。

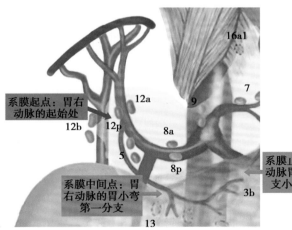

图 4-15　胃右血管系膜及其分支系膜起止点示意

（一）胃右血管系膜（含 No.5 组淋巴结）

【起点】

胃右动脉的起始处。

【止点】

胃右动脉注入胃小弯第一分支（图4-16，图4-17）。

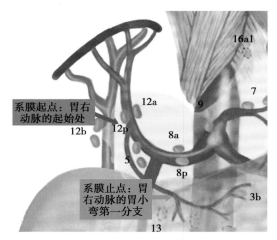

图4-16　胃右血管系膜起止点示意

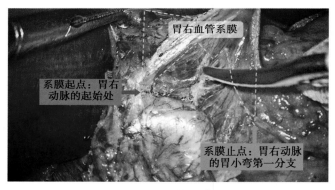

图4-17　胃右血管系膜术中图

【解剖变异要点】

根据发出点的不同，胃右动脉共有5种分型：① A型，胃右动脉从肝固有动脉发出；② B型，胃右动脉从胃十二指肠动脉发出；③ C型，胃右动脉从肝左动脉发出；④ D型，胃右动脉从肝总动脉、肝固有动脉、胃十二指肠动脉分叉处发出；⑤ E型，胃右动脉从肝总动脉发出（图4-18）。

【手术操作】

显露肝固有动脉及胃右动脉根部，于胃右动脉根部离断，完成胃右动脉根部系膜内边界离断。进展期胃癌 D_2 手术通常将 No.1、No.3、No.5 组淋巴结"en bolc"一并

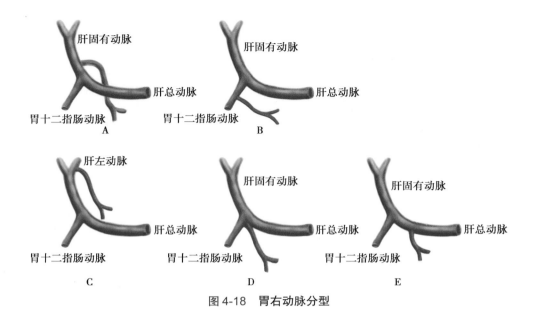

图 4-18 胃右动脉分型

切除，若行 PPG 手术，则该组系膜保留，应注意其与胃右血管分支系膜（含 No.3b 组淋巴结）边界。具体操作参见手术视频（资源 4）。

（二）胃右血管分支系膜（含 No.3b 组淋巴结）

【起点】

胃右动脉注入胃小弯第一分支。

【止点】

胃右动脉胃左动脉分支小弯汇合区（图 4-19，图 4-20）。

资源 4　胃右血管系膜完整切除

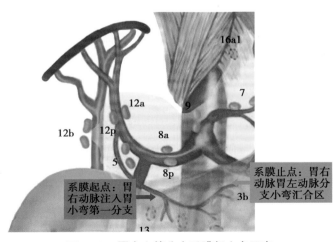

图 4-19　胃右血管分支系膜起止点示意

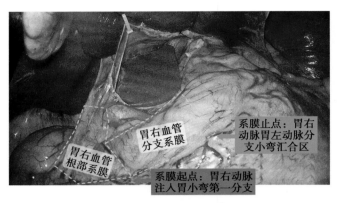

图 4-20　胃右血管分支系膜术中图

【手术操作】

于胃小弯侧后壁的无血管区打开肝胃韧带后叶，紧贴胃壁分离、切断肝胃韧带后叶及胃后壁的血管，继续沿胃壁向肝胃韧带前叶方向分离，离断肝胃韧带前叶及胃前壁的血管，向下分离至胃角附近，完成 No.3b 组淋巴结的完整切除。通常情况下，进展期胃癌手术该组系膜与胃左血管分支系膜（含 No.3a 组淋巴结）一并切除。若行近端胃切除手术，可以保留该组系膜，则需注意该组系膜与胃左血管分支系膜的分界。手术操作可参见视频（资源 5）。

资源 5　胃右血管分支系膜完整切除

四、胃左血管系膜及其分支系膜（含 No.7、No.3a、No.1 组淋巴结）

【起点】

胃左动脉的起始处。

【止点】

膈肌、胃右动脉胃左动脉分支汇合区（图 4-21）。

【融合筋膜间隙】

胃系膜和腹主动脉前筋膜之间的融合筋膜间隙。

【系膜床】

腹主动脉前筋膜、膈肌脚前筋膜。

（一）胃左血管系膜（含 No.7 组淋巴结）

【起点】

胃左动脉的起始处。

【止点】

胃左动脉分叉部（图 4-22，图 4-23）。

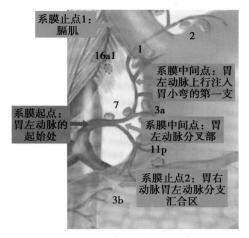

图 4-21 胃左血管系膜及其分支系膜起止点示意

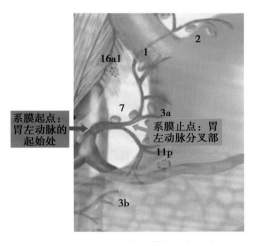

图 4-22 胃左血管系膜起止点示意

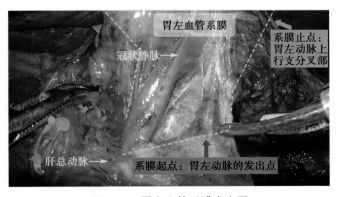

图 4-23 胃左血管系膜术中图

【解剖变异要点】

1. 腹腔干分型 根据腹腔干发出分支的不同,可分为 6 个亚型。①Ⅰ型:又称标准型,腹腔干发出胃左动脉、肝总动脉和脾动脉三大分支;②Ⅱ型:腹腔干发出肝总动脉和脾动脉,而胃左动脉起源于腹主动脉;③Ⅲ型:腹腔干发出肝总动脉、脾动脉和肠系膜上动脉,胃左动脉起源于腹主动脉;④Ⅳ型:腹腔干发出胃左动脉、肝总动脉、脾动脉和肠系膜上动脉;⑤Ⅴ型:腹腔干发出肝总动脉和肠系膜上动脉,而胃左动脉和脾动脉共干起源于腹主动脉;⑥Ⅵ型:腹腔干发出胃左动脉和脾动脉,肝总动脉缺如、由肠系膜上动脉的分支代替(图 4-24)。

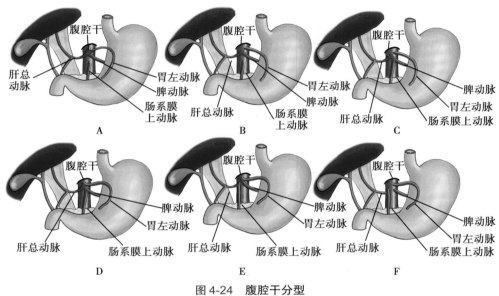

图 4-24 腹腔干分型
A. Ⅰ型;B. Ⅱ型;C. Ⅲ型;D. Ⅳ型;E. Ⅴ型;F. Ⅵ型。

2. 胃左静脉分型 根据胃左静脉注入点的不同,可分为 3 个亚型。①Ⅰ型:胃左静脉自胃壁开始与胃左动脉伴行,在远离胃壁的行程中逐渐向胃左动脉右前方分离,于肝总动脉干后方汇入门静脉;②Ⅱ型:胃左静脉在远离胃壁的行程中逐渐向胃左动脉前方或右前方分离,跨肝总动脉干、腹腔干分叉处或脾动脉根部,汇入脾静脉;③Ⅲ型:胃左静脉经肝总动脉后方(走行与汇入门静脉者类似)或腹腔干分叉处前方(走行与汇入脾静脉者类似)汇入脾静脉与门静脉夹角处(图 4-25)。

【手术操作】

助手左手提起胃左血管系膜,右手提起肝总动脉及其系膜,沿胰腺上缘,肝总动脉下缘交汇处切开肝胰皱襞,进入 Uyama 间隙,显露迷走神经腹腔支,沿着腹

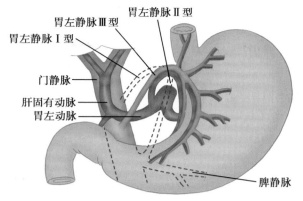

图 4-25　胃左静脉分型

腔支外侧显露后腹膜与 Gerota 筋膜之间的融合间隙，于肝总动脉上缘平面清扫其周围的脂肪淋巴组织，解剖分离进一步显露冠状静脉，完全裸化冠状静脉后上血管夹并予以离断，于胃左动脉右侧缘表面将其根部裸化后上血管夹并予以离断，完成 No.7 组淋巴结的清扫。具体手术操作可参见视频（资源6）。

资源 6　胃左血管系膜完整切除

（二）胃左血管分支系膜（含 No.3a 组淋巴结）

【起点】

胃左动脉分叉部。

【止点】

胃左动脉上行注入胃小弯的第一支、胃右动脉胃左动脉分支汇合区（图 4-26，图 4-27）。

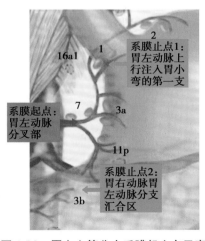

图 4-26　胃左血管分支系膜起止点示意

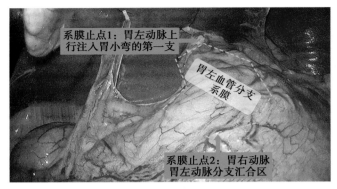

图 4-27　胃左血管分支系膜术中图

【手术操作】

于胃小弯侧后壁的无血管区打开肝胃韧带后叶，紧贴胃壁分离、切断肝胃韧带后叶及胃后壁的血管，继续沿胃壁向肝胃韧带前叶方向分离，离断肝胃韧带前叶及胃前壁的血管，向上分离至贲门，完成 No.3a 组淋巴结的完整切除。若行近端胃切除手术，由于可以保留胃右血管分支系膜（含 No.3b 组淋巴结），则需注意该组系膜与其分界。具体手术操作见视频（资源 7）。

资源 7　胃左血管分支系膜完整切除

（三）胃左血管贲门支系膜（含 No.1 组淋巴结）

【起点】

胃左动脉上行注入胃小弯的第一支。

【止点】

膈肌（图 4-28，图 4-29）。

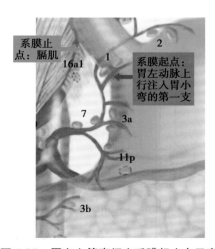

图 4-28　胃左血管贲门支系膜起止点示意

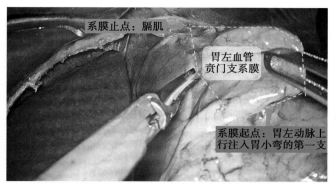

图 4-29　胃左血管贲门支系膜术中图

【手术操作】

通过肝胃韧带前叶右侧已打开的"窗口"，以右侧膈肌前筋膜及腹主动脉前筋膜为系膜床，向上分离至膈肌处，紧贴肝下缘往贲门方向切断肝胃韧带至贲门部，完成 No.1 组淋巴结的完整切除（资源 8）。

资源 8　胃左血管贲门支系膜完整切除

五、肝总血管系膜及其分支系膜（含 No.8、No.12 组淋巴结）

【起点】

肝总动脉的起始处。

【止点】

肝固有动脉的左右肝动脉分叉处（图 4-30）。

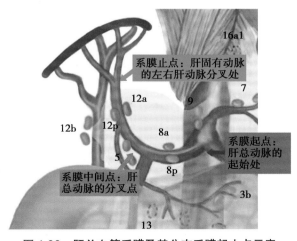

图 4-30　肝总血管系膜及其分支系膜起止点示意

【融合筋膜间隙】

Uyama 间隙。

【系膜床】

Gerota 筋膜前叶。

（一）肝总血管系膜（含 No.8 组淋巴结）

【起点】

肝总动脉的起始处。

【止点】

肝总动脉的分叉点（图 4-31，图 4-32）。

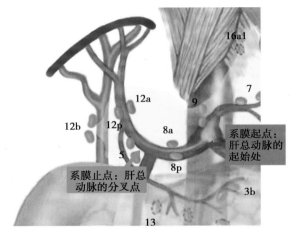

图 4-31　肝总血管系膜起止点示意

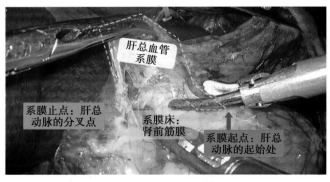

图 4-32　肝总血管系膜术中图

【手术操作】

助手左手提起胃左血管系膜，右手提起肝总动脉及其系膜，沿胰腺上缘，肝总动脉下缘交汇处切开肝胰皱襞，进入 Uyama 间隙，显露迷走神经腹腔支，沿着腹腔支外侧显露后腹膜与 Gerota 筋膜之间的融合间隙，显露肝总动脉 3/4 圈血管壁（上壁、下壁、前壁）并达门静脉前间隙，于肝总动脉前上方及后方完成 No.8a、No.8p 组淋巴结整块切除，注意沿着胰腺前筋膜辨别胰腺组织以免将部分胰腺组织作为 No.8p 组淋巴结误切除。如不清扫 No.8p 组淋巴结，则沿着肝总动脉前上方整块切除 No.8a 即可，必要时断面可先上血管夹再离断以降低淋巴漏的发生率。具体手术操作见视频（资源9）。

资源9 肝总血管系膜完整切除

（二）肝固有血管系膜（含 No.12 组淋巴结）

【起点】

肝固有动脉的起始处。

【止点】

肝固有动脉的分叉点（图 4-33，图 4-34）。

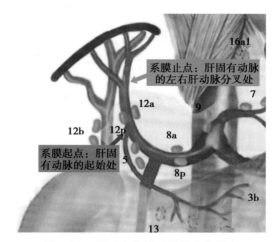

图 4-33 肝固有血管系膜起止点示意

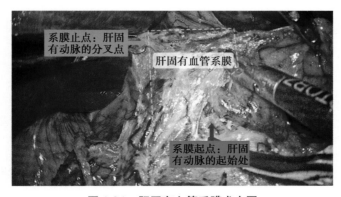

图 4-34 肝固有血管系膜术中图

【解剖变异要点】

根据肝固有动脉的起源不同，肝固有动脉及左、右肝动脉可有 11 种分型。①Ⅰ型：正常型，即肝总动脉起源于腹腔干，发出肝固有动脉及胃十二指肠动脉，前者继续分出胃右动脉及左、右肝动脉；②Ⅱ型：胃左动脉发出替代左肝动脉；③Ⅲ型：肠系膜上动脉发出替代右肝动脉；④Ⅳ型：胃左动脉发出替代左肝动脉 + 肠系膜上动脉发出替代右肝动脉；⑤Ⅴ型：胃左动脉发出副左肝动脉；⑥Ⅵ型：肠系膜上动脉发出副右肝动脉；⑦Ⅶ型：胃左动脉发出副左肝动脉 + 肠系膜上动脉发出副右肝动脉；⑧Ⅷa 型：胃左动脉发出副左肝动脉 + 肠系膜上动脉发出替代右肝动脉；⑨Ⅷb 型：胃左动脉发出替代左肝动脉 + 肠系膜上动脉发出副右肝动脉；⑩Ⅸ型：肠系膜上动脉发出肝总动脉；⑪Ⅹ型：胃左动脉发出替代肝总动脉。

【手术操作】

助手左手提起胃右血管系膜，右手绷紧肝固有韧带腹膜，主刀医师左手牵引十二指肠残端，于胰腺钩突表面，沿胃十二指肠动脉后方向上分离，显露肝十二指肠韧带内的门静脉，清除部分 No.12a 及 No.12p 组淋巴结，沿胃十二指肠动脉前壁及迷走神经的前方继续向上分离，显露并根部离断胃右动脉，继续沿着肝固有动脉及迷走神经肝支前筋膜清除 No.12a 组淋巴结达肝下缘，连同已清除的 No.12a 后组淋巴结一同从下腔静脉前筋膜完整解离，若需清扫 No.12p 组淋巴结，也可将 No.12a 及 No.12p 组淋巴结从下腔静脉及门静脉前筋膜一并完整解离（资源 10）。

资源 10 肝固有血管系膜完整切除

六、脾血管系膜及其分支系膜（含 No.11、No.10、No.4sa 组淋巴结）

【起点】

脾动脉的腹腔干起始处。

【止点】

胃短动脉的胃壁分支、脾血管汇入脾脏处（图 4-35）。

（一）脾血管系膜（含 No.11p、No.11d 组淋巴结）

【起点】

脾动脉的腹腔干起始处。

【止点】

胰尾部末端。

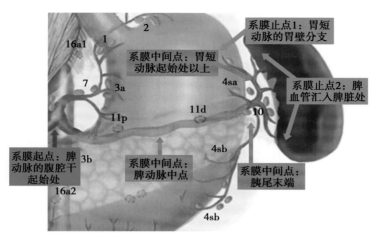

图 4-35　脾血管系膜及其分支系膜起止点示意

【融合筋膜间隙】

Uyama 间隙。

【系膜床】

Gerota 筋膜（图 4-36～图 4-38）。

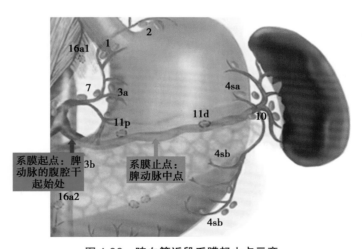

图 4-36　脾血管近段系膜起止点示意

【解剖变异要点】

　　根据脾动脉的走行,脾动脉可分为 4 个亚型。①Ⅰ型:脾动脉自腹腔干发出后,沿胰腺上缘走行至脾门;②Ⅱ型:脾动脉走行的中间 1/2 段位于胰腺后面或胰腺内;③Ⅲ型:脾动脉走行的远端 1/2 段位于胰腺后面或胰腺内;④Ⅳ型:脾动脉走行的远端 3/4 全部位于胰腺后面或胰腺内（图 4-39）。

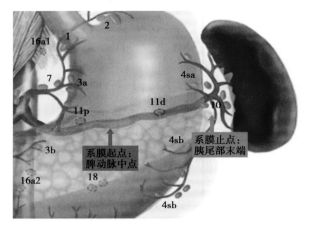

图 4-37 脾血管远段系膜起止点示意

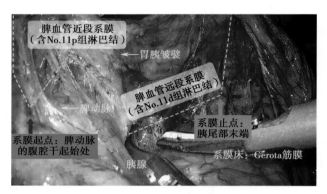

图 4-38 脾血管系膜术中图

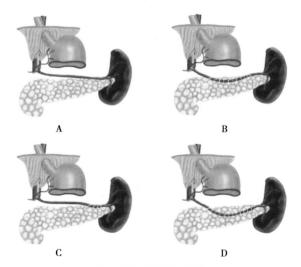

图 4-39 脾动脉分型

A. Ⅰ型；B. Ⅱ型；C. Ⅲ型；D. Ⅳ型。

【手术操作】

助手左手提起胃左血管系膜，右手将胃后壁向上顶起，可见胰腺上缘及脾动脉下缘形成的膜桥，横向切开膜桥上的后腹膜，显露 Uyama 融合筋膜间隙，沿着脾动脉前筋膜将脾动脉下、前、上壁 270° 裸化，向上沿 Gerota 筋膜浅层越过左肾上腺，显露胃系膜与 Gerota 筋膜之间的融合间隙并拓展该空间，维持 Gerota 筋膜的完整性，呈现该"Holy Plane"的"两面光"景象。胃后动脉常有分支发出形成脾上极支，因此不要急着离断胃后动脉根部，需全程解离后确定无脾上极支形成方可离断。注意此处的系膜床为 Gerota 筋膜的不同延伸段。手术操作可参见视频（资源 11）。

资源 11 脾血管系膜完整切除

（二）胃短血管系膜（含 No.4sa 组淋巴结）

【起点】

胃短动脉的根部上缘。

【止点】

胃短动脉的胃壁分支（图 4-40，图 4-41）。

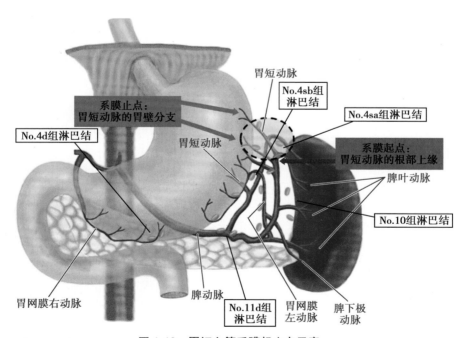

图 4-40 胃短血管系膜起止点示意

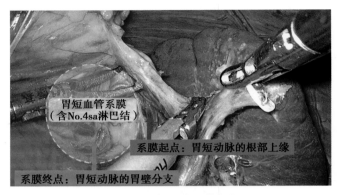

图 4-41　胃短血管系膜术中图

【手术操作】

　　提起胃脾韧带,裸化脾动脉末端,于根部上方离断胃短动脉(通常有 3～5 支),上界到胃短动脉上极支,下界到胃短动脉下极支,完成 No.4sa 组淋巴结的离断(资源 12)。

资源 12　胃短血管系膜完整切除

（三）脾系膜（含 No.10 组淋巴结）

【起点】

胰尾部末端。

【止点】

脾血管汇入脾脏处（图 4-42,图 4-43）。

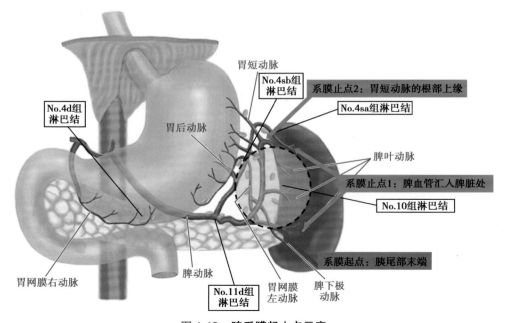

图 4-42　脾系膜起止点示意

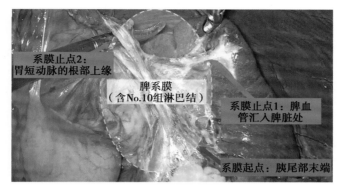

图 4-43 脾系膜术中图

【手术操作】

助手一手提起胃脾韧带，一手将胃后壁顶起牵拉，显露脾肾韧带的脾胰皱襞，即此处的膜桥，在胰腺上缘、脾动脉下缘沿着膜桥切开胰尾上缘的后腹膜（脾胰皱襞），即可显露尾侧脾动脉，沿脾动脉前筋膜进入脾肾韧带与胃脾韧带相延续的融合间隙，继续沿脾血管主干末端向上显露胃网膜左动脉根部及脾下极支血管，继续分离胃网膜左动脉达胃大弯侧第一分支处，离断胃网膜左动脉，保留脾下极支血管，轻轻地提起胃脾韧带内脾血管分支表面的脂肪淋巴组织，紧贴着脾叶动脉及脾叶静脉表面的解剖间隙，小心、细致地钝、锐性交替推、剥及切割分离，将脾上极区域各血管分支完全裸化，完成 No.10 组淋巴结的完整切除（资源 13）。

资源 13 脾系膜
完整切除

七、腹腔干系膜（含 No.9 组淋巴结）

【起点】
腹腔干的起始处。
【止点】
腹腔干的分叉点。
【融合筋膜间隙】
Uyama 间隙。
【系膜床】
Gerota 筋膜（图 4-44，图 4-45）。

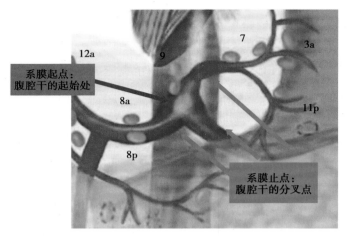

图 4-44　腹腔干系膜起止点示意

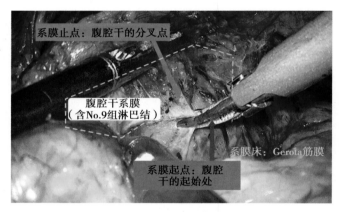

图 4-45　腹腔干系膜术中图

【手术操作】

　　助手左手提起胃左血管系膜，右手将胃后壁向上顶起，可见胰腺上缘及脾动脉下缘形成的膜桥，横向切开膜桥上的后腹膜，显露 Uyama 融合筋膜间隙，从脾动脉起始部开始，提起胃胰皱襞左侧已清扫的脂肪淋巴组织，沿着腹腔干左侧缘表面的融合筋膜间隙，往膈肌脚方向清除其表面的脂肪淋巴组织，显露胃左动脉根部的左侧缘，直至打开胃膈韧带。沿左右膈肌脚表面的无血管间隙离断胃膈韧带，直至显露食管裂孔，完成 No.9 组淋巴结完整切除。具体手术操作见视频（资源14）。

资源 14　腹腔干系膜完整切除

八、左膈下血管胃底支系膜（含 No.2 组淋巴结）

【起点】

左膈下动脉胃底支的发出点。

【止点】

膈肌、胃底支的胃壁分支（图 4-46，图 4-47）。

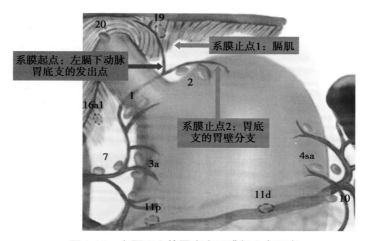

图 4-46　左膈下血管胃底支系膜起止点示意

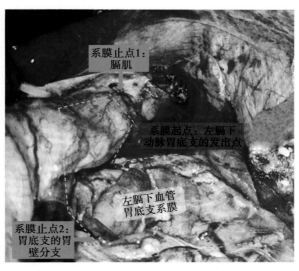

图 4-47　左膈下血管胃底支术中图

【手术操作】

从食管裂孔开始，沿胃膈韧带的膈肌起点，离断胃膈韧带，并于左膈下动脉根部离断胃底支，分离达脾上极，沿着膈肌前筋膜的浅层，将No.2淋巴结完整清除（资源15）。

资源15 左膈下血管胃底支系膜完整切除

（陈路川　魏晟宏　叶再生　曾　奕）

第二节　进入、拓展及维持膜间隙技巧

一、找准"膜桥"作为"第一刀"

找准进入系膜边缘的第一个切入点（"第一刀"）非常关键，这就犹如高速公路的入口，正确的入口才能决定后续流畅的通行。如何准确地进行"第一刀"的操作呢？这里笔者强调了"膜桥"的重要性。龚建平教授提出浆膜两两相贴（bi-junction）而融合，在bi-junction边缘，往往被脏腹膜覆盖，称为三三交汇（tri-junction）。当牵拉tri-junction两侧的系膜时，"覆盖"其表面的浆膜绷紧，形成"膜桥"，膜桥下往往就是不同胚胎来源组织的融合交汇处，切开膜桥即可轻松地进入系膜与系膜床之间的疏松融合间隙。通过合理的牵拉技巧，识别出不同胚胎来源组织的交汇点，就是膜桥的边缘。因此寻找每个系膜的膜桥是进入这个区域系膜完整切除的关键点。如切除胃网膜左血管系膜时，通过识别左侧胃系膜和胰腺前筋膜两个不同胚胎来源组织的交汇点，助手充分提拉胃脾韧带，显露出膜桥，切开膜桥即可进入胃系膜和胰腺前筋膜之间的融合筋膜。再如切除胰腺上缘的肝总血管系膜、胃左血管系膜、脾血管系膜时，通过识别右侧胃系膜和胰腺前筋膜两个不同胚胎来源组织的交汇点，助手充分提拉胃系膜，显露出膜桥，切开膜桥同样可进入胃系膜和胰腺前筋膜之间的融合筋膜（图4-48）。同样在分离过程中，如果膜桥还没有完全显露而不慎造成出血，不要急于大把结扎，因为

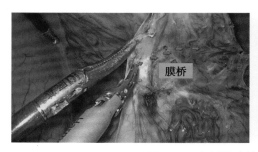
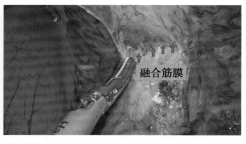

图4-48　左侧胃胰皱襞的膜桥和融合筋膜

那样容易破坏膜桥周围组织，最终使得膜桥的显露更加困难，可适当应用电凝止血的方法。

二、系膜的起止点和系膜床的识别

切开膜桥后，就犹如找准了高速公路的入口，在随后的手术操作过程中，通过牵拉，在保持适当张力的情况下，沿着系膜与系膜床的融合间隙（无血管区）进一步向周围拓展（犹如在高速公路上快速行进），直至系膜的止点（高速公路出口）于边缘离断系膜。在这个过程中，可能会出现各式各样的"路标"，如不同的神经、血管，如果始终在正确层面中行走，理论上这些"路标"是不容易受损的。手术中要切除的系膜具有起点和止点，起点是血管的发出点，是要清扫的淋巴结的根部，而最后的出口就是整个系膜的边缘。完整的系膜包括多组小系膜互相之间的无缝连接，小系膜的止点就是邻近系膜的起点，如果没到最终边缘，就不应轻易切破各组的小系膜。在分离系膜的过程中，要认准相应的系膜和系膜床。如果系膜的后叶无法辨认，就找准系膜床前叶。先把表面的腹膜切开达腹膜下筋膜深层的浅叶，并以神经和血管鞘作为标记。判断系膜间隙是否偏离，要根据两侧系膜表面是否均光滑完整并不带破碎的脂肪颗粒。只要始终沿着系膜和系膜床之间的融合间隙，就会始终走行于天然的无血管区，而当不小心走出了融合间隙，造成系膜或系膜床的小渗血，要及时止血，否则容易污染白色平面，造成层面走行过程的视线模糊（图4-49）。在系膜和系膜床的识别过程中，3D高清腹腔镜的立体感及放大作用对于辨识不同的层面是十分有帮助的。

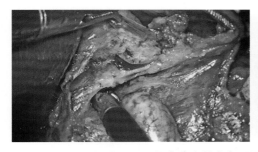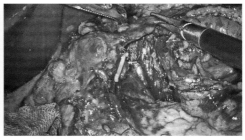

图4-49 没有渗血的白色平面（左）和渗血的红色平面（右）

三、给予系膜适当的张力

进入膜层次间隙前后，对于系膜适度的张力保持是维持膜层次间隙的必要条件。无论应用何种能量器械，当张力不足时，都将使得切割时间增加，组织损伤变大，而张力过大时会造成组织撕裂。日本国立癌症中心 Yuji Nishizawa 通过实验验证：在使用能量器械时，组织张力和对敏感组织的损伤是密切相关的（表4-1）。为了实现适度的张力，可以合理应用几个技巧。腹腔镜下多点牵拉时，只有三角形才能形成最稳固的平面形状，三角形牵拉也是最常见的牵拉模式。但要注意3个点牵拉时，力的方向和力度的维持及适时变化。原则上，3个点的牵拉方向均应在与三角形中心连线的反向延长线上，如牵拉系膜时，不仅应使被牵拉的系膜展开，而且合力的方向应垂直于需要分离的组织平面，且助手应适时调整牵拉力量的方向，使三角形牵拉的力线尽量汇交于主刀医师的操作点，以在操作平面上形成最大的对抗张力（图4-50）。代表分离的管道（如血管）或条索样结构（如神经）自然状态下处于松弛状况，不易于辨认及分离，游离过程中容易受到损伤。分离过程中将这些结构牵直，使其处于"紧绷"状况是辨认保护这些结构的重要步骤。此外，还要认识到筋膜的形成主要与脂肪组织承受的压力相关，在系膜内由于动脉的搏动，以及静脉的充盈与塌陷，其周围的脂肪组织会发生筋膜样变化，因此在无炎性改变及肿瘤侵犯的情况下，可理解为血管与系膜脂肪间仍然存在无血管的疏松平面，由于动脉压力的变化，越远心端的血管，其周围的鞘膜或筋膜结构越不明显。

表4-1 使用能量器械时组织张力与敏感组织切割时间和损伤范围的关系

组织张力	电刀		超声刀	
	切割时间 /s	损伤范围 /μm	切割时间 /s	损伤范围 /μm
0g	25.6	2 896	14.0	2 846
300g	9.6	732	9.1	2 692
600g	8.8	555	6.1	2 235
P 值	0.045	0.045	<0.001	0.197

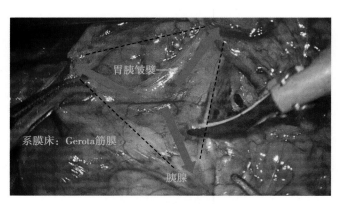

图4-50 三角提拉保持张力

（魏晟宏 叶再生）

参 考 文 献

[1] UYAMA I, KANAYA S, ISHIDA Y, et al. Novel integrated robotic approach for suprapancreatic D2 nodal dissection for treating gastric cancer: technique and initial experience[J]. World J Surg, 2012, 36(2): 331-337.

[2] 春田周宇介, 篠原尚, 宇田川晴司. Surgical anatomy for gastric cancer: Introduction[J]. 膜と層を意識した消化器外科解剖消化器外科増刊, 2017, 40(5): 546-556.

[3] 王大广, 李伟, 张洋, 等. "Ω"形动脉游离路径在腹腔镜胃癌根治术中胰腺上区淋巴结清扫中应用研究[J]. 中国实用外科杂志, 2018, 38(9): 1050-1054.

[4] KONDO A, NISHIZAWA Y, ITO M, et al. Relationship between tissue tension and thermal diffusion to peripheral tissue using an energy device[J]. Asian J Endosc Surg, 2016, 9(3): 226-230.

[5] 黄烁, 王自强. 腹腔镜下结直肠癌手术筋膜解剖层面显露与组织分离的力学原理[J]. 中华胃肠外科杂志, 2021, 24(8): 722-726.

第五章
腹腔镜胃癌根治术围手术期处理

第一节　围手术期准备

一、加速康复外科理念简介

加速康复外科（enhanced recovery after surgery，ERAS）以循证医学证据为基础，以减少手术患者的生理及心理的创伤应激反应为目的，通过外科、麻醉、护理、营养等多学科协作，对围手术期处理的临床路径予以优化，从而减少围手术期应激反应及术后并发症，缩短住院时间，促进患者康复，其核心是强调以服务患者为中心的诊疗理念。

1997 年，丹麦外科医师 Kehlet 教授对于围手术期死亡率和并发症进行了研究，发现围手术期死亡率和并发症是由多因素所致，而单因素模式干预措施无法解决。基于此背景，Kehlet 首先提出了"multimodel surgical care"和"fast track surgery"的理念，其最初的含义为快车道、康复、早期出院。2001 年，Kehlet 教授发表的《采用多模式策略改善患者术后康复》的论文中，首次提出了 ERAS 概念，以循证医学证据为基础，通过一系列围手术期优化措施，减少手术应激及并发症，加速患者术后康复。ERAS 概念提出后很快得到认可和发展。2006 年，黎介寿院士率先将"加速康复外科"理念引进中国，也被称为中国 ERAS 之父。2007 年，在黎介寿院士指导下，江志伟教授率团队开展 ERAS 研究，并在《中华外科杂志》发表了有关胃癌 ERAS 临床应用的研究论文。随后他们在结直肠 ERAS 等领域，不断探索和实践，使中国的 ERAS 得到了飞速发展。2015 年 7 月，在南京召开的中国第一届加速康复外科（ERAS）学术年会，成立了中国第一个加速康复外科协作组，发布了中国第一个加速康复外科共识《结直肠手术应用加速康复外科中国专家共识》。2016 年 1 月 28 日，国家卫生和计划生育委员会加速康复外科专家研讨会在南京军区南京总医院成功召开，随后 2019 年国家卫生健康委员会又发布《关于开展加速康复外科试点工作的通知》。

江志伟教授等提出了 ERAS 的六大核心措施。①多模式的镇痛：尽量减少使用阿片类镇痛药、吗啡、哌替啶（杜冷丁）等；②术后早期下床活动，减少肺炎及下肢深静脉血栓形成等并发症，促进合成代谢；③术后早期进食进水，促进胃肠功能康复；④合理的围手术期液体管理，避免组织水肿或灌注不足；⑤尽早去除鼻胃管、腹腔引流管及尿管，减少疼痛，有利于患者早期下床活动；⑥微创及精准手术治疗，减少手术相关并发症，保证患者的早期康复。加速康复外科的成功不是某一项措施的成功，而是将众多围手术期处理措施综合加以优化的结果，因此提出了通过多模式、多途径、集成综合的方法来减少创伤及应激反应，主要策略是通过优化围手术期的处理，实现外科、麻醉、护理等多学科的合作（图 5-1）。对于患者而言，ERAS 降低了心肺系统并发症发生率，减少了体重下降及机体消耗，减轻了免疫功能的损害，降低了炎症反应，整个治疗流程满意度提高，痛苦经历减少；对于社会而言，ERAS 有效降低了住院天数、均次费用和均次成本，提高了床位周转率，具有良好的社会经济效益；对于医院而言，ERAS 增进了多学科的互动，带动了学科高质量发展，提升服务质量，降低医疗费用，与医疗改革政策相吻合；对于医护工作者，则增加了工作成就感。

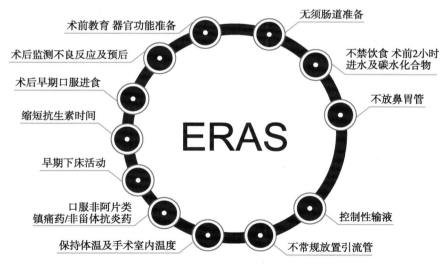

图 5-1　ERAS 的多模式、多途径、集成方法

由于胃癌手术的特殊性，在胃癌围手术期管理过程中，有关加速康复外科的一系列措施，并未达成统一的观点。福建省肿瘤医院自开展加速康复外科以

来，始终秉持以下两个原则：①多学科团队（multidisciplinary team），建立多学科综合治疗团队，即建立包括外科学、麻醉学、护理学、营养学等专业人员的团队，开展专业性培训，提高对 ERAS 路径的认知水平和执行能力；②多模式路径（multimodal approach），个体化原则，即充分认识到临床诊疗的复杂性，医疗行为与临床效果间存在的不确定性及患者的个体差异性。由此福建省肿瘤医院结合了国内外各大中心的经验和成果，逐步施行了一系列加速康复外科措施，针对不同的患者特点，充分调动多学科综合治疗团队，在胃癌围手术期加速康复外科方面作出了有益的探索（图 5-2）。

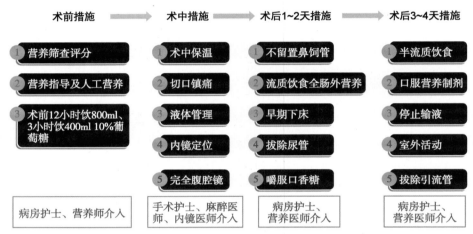

图 5-2　福建省肿瘤医院 ERAS 在胃癌手术中的应用经验

二、术前准备

（一）术前宣教

针对不同患者，采用卡片、多媒体、展板等形式重点介绍麻醉、手术、术后处理等围手术期诊疗过程，缓解其焦虑、恐惧及紧张情绪，使患者知晓自己在此计划中所发挥的重要作用，获得患者及其家属的理解、配合，包括术后早期进食、早期下床活动等。

（二）术前戒烟、戒酒

吸烟与术后并发症发生率和病死率的增加具有相关性，可致组织氧合降低，伤口感染、肺部并发症增加及血栓栓塞等。荟萃分析发现，戒烟至少 2 周方可减少术后并发症的发生。戒酒可缩短住院时间，降低并发症发生率和病死率，改善预后。戒酒时间长短对器官功能的影响不同，戒酒 2 周即可明显改善血小板功能，缩短出血时间，一般推荐术前戒酒 4 周。

（三）术前访视与评估

术前应全面筛查患者营养状态、心肺功能及基础疾病，并经相关科室会诊予以纠正及针对性治疗，术前将患者调整至最佳状态，以降低围手术期严重并发症的发生率；审慎评估手术指征与麻醉、手术的风险及耐受性，针对伴随疾病及可能的并发症制订相应预案。

术前麻醉访视时，麻醉医师应仔细询问患者病史（包括伴随疾病、手术史、过敏史等），进行美国麻醉医师协会（American Society of Anesthesiologists，ASA）分级、气道及脊柱解剖的基本评估。以改良心脏风险指数（revised cardiac risk index，RCRI）评价围手术期严重心脏并发症的风险，包括：①缺血性心脏病史；②充血性心力衰竭史；③脑血管病史；④需要胰岛素治疗的糖尿病；⑤慢性肾脏疾病（血肌酐>176.8μmol/L）；⑥胸腹腔及大血管手术。对于合并肝脏疾病及黄疸的患者，应特别关注患者的凝血功能、有无合并低蛋白血症、血胆红素水平等指标，以指导麻醉方案的设计和管理。

采用代谢当量（metabolic equivalent，MET）评级可预测术后心血管事件发生率，当代谢当量<4MET时提示心功能差，术后心血管事件发生率高。心功能好的患者，即使有稳定型缺血性心脏病或其他危险因素，其预后也较好。

（四）术前营养支持治疗

术前应采用营养风险筛查2002（nutritional risk screening 2002，NRS 2002）进行全面的营养风险评估。当合并下述任一情况时应视为存在严重营养风险：①6个月内体重下降>10%；②数字分级评分法（numerical rating scale，NRS）评分>5分；③体重指数（body mass index，BMI）<18.5kg/m²；④血清白蛋白<30g/L。对该类患者应进行支持治疗，首选肠内营养。当口服不能满足营养需要或合并十二指肠梗阻时可行静脉营养支持治疗。对于营养状态良好的患者，随机对照试验（randomized controlled trial，RCT）研究结果显示术前营养支持治疗并不能使患者获益。术前营养支持治疗时间一般为7～10天，严重营养风险患者可能需要更长时间的营养支持，以改善患者营养状况，降低术后并发症发生率。

（五）术前肠道准备

术前机械性肠道准备对于患者是应激因素，特别是老年患者，可致脱水及电解质紊乱。不推荐腹部手术患者常规进行机械性肠道准备，以减少患者液体及电解质的丢失，并不增加吻合口漏及感染的发生率。术前机械性肠道准备仅适用于需要术中结肠镜检查或有严重便秘的患者。

（六）术前禁食禁饮

传统观点认为，术前10～12小时应开始禁食，结直肠手术禁食时间可能更长。有研究表明,缩短术前禁食时间,有利于减少手术前患者的饥饿、口渴、烦躁、紧张等不良反应,有助于减少术后胰岛素抵抗,缓解分解代谢,甚至可以缩短术后住院时间。除合并胃排空障碍、胃肠蠕动异常和急诊手术等患者外,目前快速康复理念提倡禁饮时间延后至术前 2 小时,之前可口服清饮料,包括清水、糖水、无渣果汁、碳酸类饮料、清茶及黑咖啡(不含奶),不包括含酒精类饮品;禁食时间延后至术前 6 小时,之前可进食淀粉类固体食物(牛奶等乳制品的胃排空时间与固体食物相当),但油炸、脂肪及肉类食物则需要更长的禁食时间。术前推荐口服含碳水化合物的饮品,通常是在术前 12 小时予患者饮用 12.5% 的碳水化合物饮品 800ml,术前 3 小时饮用≤400ml。

(七)术前麻醉用药

术前不应常规给予长效镇静药和阿片类药物,其可延迟术后的快速苏醒。如果必须,可谨慎给予短效镇静药,以减轻硬膜外或蛛网膜下腔阻滞麻醉操作时患者的焦虑。老年患者术前应慎用抗胆碱药物及苯二氮䓬类药物,以降低术后谵妄的风险。

三、术中处理

(一)预防性抗生素的使用

预防性应用抗生素有助于降低择期腹部手术术后感染的发生率。使用原则:①预防用药应同时包括针对需氧菌及厌氧菌;②应在切开皮肤前 30 分钟至 1 小时输注完毕;③单一剂量与多剂量方案具有同样的效果,如果手术时间 >3 小时或术中出血量 >1 000ml,可在术中重复使用 1 次。

(二)全身麻醉方法的选择

选择全身麻醉或联合硬膜外阻滞,以满足外科手术的需求并拮抗创伤所致的应激反应。同时,在手术结束后,应使患者快速苏醒,无麻醉药物残留效应,为术后加速康复创造条件。因此,短效镇静药、短效阿片类镇痛药及肌肉松弛药为全身麻醉用药的首选,如丙泊酚、瑞芬太尼、舒芬太尼等,肌肉松弛药可考虑罗库溴铵、顺阿曲库铵等。肌肉松弛监测有助于精确的肌肉松弛管理。

基于开放手术的创伤强度,全身麻醉联合中胸段硬膜外阻滞技术及术后患者自控硬膜外镇痛可提供与创伤强度相匹配的抗应激效应,同时有助于术后疼痛控制及肠功能恢复。实施中胸段硬膜外阻滞操作前,应确认患者凝血功能和血小板指标正常。最新证据表明,全身麻醉复合连续输注右美托咪定与全身麻醉复合中胸段硬膜外阻滞具有同等的抗应激效果,可作为替代使用。而对于腹腔镜手术,基于其微创特征,全静脉麻醉即可满足抗创伤应激作用。因右美托咪定还具有抗炎、免疫保护以及改善肠道微循环等效应,对于创伤大、手术时间长以及经历缺血再灌注损伤的腹腔手术,可复合连续输注右美托咪定。

(三)麻醉深度监测

以脑电双频指数(bispectral index,BIS,40～60)指导麻醉深度维持,避免麻醉过深或麻醉过浅导致的术中知晓。对于老年患者,麻醉深度应维持在较高一侧,麻醉过深可致术后谵妄及潜在的远期认知功能损害。

(四)气道管理及肺保护性通气策略

采用低潮气量(6～8ml/kg),中度呼气末正压通气(positive end expiratory pressure,PEEP)5～8cmH$_2$O(1cmH$_2$O=0.098kPa),吸入气氧浓度(FiO$_2$)<60%,吸呼气时间比为1:(2.0～2.5),其中慢性阻塞性肺疾病(chronic obstructive pulmonary disease,COPD)患者可以调整吸呼气时间比为1:(3～4)。间断性肺复张性通气为防止肺不张的有效方法,应该至少在手术结束、拔管前实施1次。术中调整通气频率维持动脉血二氧化碳分压(PaCO$_2$)在35～45mmHg(1mmHg=0.133kPa)。腹腔镜手术时,CO$_2$气腹以及特殊体位可能影响呼气末二氧化碳分压(PetCO$_2$)评价PaCO$_2$的准确性,推荐在气腹后测定动脉血气以指导通气参数的调整,避免潜在的严重高碳酸血症。

(五)术中输液及循环系统管理

提倡以目标导向液体治疗(goal-directed fluid therapy,GDFT)的理念及措施指导液体治疗。ERAS液体管理的目标为尽量减少机体体液量的改变。容量不足可导致机体灌注不足和器官功能障碍,而水钠潴留则是术后肠麻痹及相关并发症发生的主要原因。因此,术中应用平衡液维持出入量平衡,避免输液过度及不足,辅助应用血管收缩药物以防止术中低血压,避免肠道低灌注对吻合口漏的潜在影响,降低低血压相关急性心肌损伤、急性肾损伤及术后肠梗阻的发生率。推荐适当使用α肾上腺素能受体激动剂,如去氧肾上腺素或低剂量去甲肾上腺素等缩血管药物,维持术中血压不低于术前基线血压的20%。对于无肾功能损害的患者,术中可以考虑给予胶体溶液。最新证据表明,腹部手术给予羟乙基淀粉(hydroxyethyl starch,HES)130/0.4氯化钠注射液,在维持围手术期体液零平衡、降低吻合口漏风险方面可能具有潜在优势。

(六)术中体温管理

有多项荟萃分析及RCT研究显示,腹部复杂手术中避免低体温可以降低伤口感染、心脏并发症的发生率,降低出血和输血需求,提高免疫功能,缩短麻醉后苏醒时间。术中应常规监测患者体温直至术后,可以借助加温床垫、加压空气加热(暖风机)或循环水服加温系统、输血输液加温装置等,维持患者中心体温不低于 36℃。

（七）手术方式与手术质量

根据患者情况、肿瘤分期以及术者的技术等状况，可选择腹腔镜手术、"机器人"辅助手术系统或开放手术等。创伤是患者最为重要的应激因素，而术后并发症直接影响术后康复的进程，提倡在精准、微创及损伤控制理念下完成手术，以减小创伤应激。术者尤应注意保障手术质量并通过减少术中出血、缩短手术时间、避免术后并发症等环节促进术后康复。

（八）鼻胃管留置

择期腹部手术不推荐常规放置鼻胃管减压，可降低术后肺不张及肺炎的发生率。如果在气管插管时有气体进入胃中，术中可留置鼻胃管以排出气体，但应在患者麻醉清醒前拔除。

（九）腹腔引流

腹部择期手术患者术后使用腹腔引流并不降低吻合口漏及其他并发症的发生率或减轻其严重程度。因此，不推荐对腹部择期手术常规放置腹腔引流管。对于存在吻合口漏的危险因素如血运、张力、感染、吻合不满意等情形时，建议留置腹腔引流管。

（十）导尿管的留置

一般术后 24 小时应拔除导尿管。行经腹低位直肠前切除术的患者可留置导尿管 2 天左右或行耻骨上膀胱穿刺引流。

（十一）围手术期液体治疗

治疗性液体的种类包括晶体液、胶体液及血制品等。液体治疗是外科患者围手术期治疗的重要组成部分，目的在于维持血流动力学稳定以保障器官及组织灌注、维持电解质平衡、纠正液体失衡和异常分布等。研究表明，液体治疗能够影响外科患者的预后，既应避免因低血容量导致的组织灌注不足和器官功能损害，也应注意容量负荷过多所致的组织水肿。提倡以目标为导向的液体治疗理念，根据不同的治疗目的、疾病状态及阶段个体化制订并实施合理的液体治疗方案。

晶体液可有效补充人体生理需要量及电解质，但扩容效果差，维持时间短，大量输注可致组织间隙水肿及肺水肿等不良反应。人工胶体作为天然胶体的替代物已广泛应用于患者围手术期的液体及复苏治疗，扩容效能强，效果持久，有利于控制输液量及减轻组织水肿，但存在过敏、干扰凝血功能及肾损伤等不良反应。对于择期腹部中小型手术，应以平衡盐液作为基础治疗。对于耗时长、操作复杂、出血量多的中大型手术，可以晶胶比为 3:1 的比例输注胶体液。HES130/0.4

氯化钠注射液因分子质量相对集中且较小,降解快,安全性更好,对凝血和肾功能的影响较小,每日成人用量可提高到 50ml/kg。HES 输注后能够维持相同容量的循环血容量至少达 6 小时,特别是溶于醋酸平衡盐液的 HES130/0.4 氯化钠注射液,渗透压及电解质浓度接近血浆,具有更好的安全性,可降低电解质紊乱的风险。

四、术后处理

(一)术后疼痛管理

推荐采用多模式镇痛(multimodal analgesia,MMA)方案,目标是:①有效的运动痛控制[视觉模拟评分法(visual analogue scale,VAS)≤3 分];②较低的镇痛相关不良反应发生率;③加速患者术后早期的肠功能恢复,确保术后早期经口摄食及早期下地活动。

在控制切口疼痛方面,对于开放手术,推荐连续中胸段硬膜外患者自控镇痛(patient-controlled epidural analgesia,PCEA)联合非甾体抗炎药(non-steroidal anti-inflammatory drug,NSAID)。NSAID 可使用至出院前,但应根据患者年龄、术前并存疾病(消化道疾病、心血管疾病等)、手术类型、术前肾功能等状况评价潜在吻合口漏、急性肾损伤等风险。实施 PCEA 有发生低血压、硬膜外血肿、尿潴留等并发症的风险,应密切监测并加以预防。局部麻醉药伤口浸润或连续浸润镇痛、腹横肌平面阻滞(transversus abdominis plane block,TAPB)镇痛复合低剂量阿片类药物的患者自控镇痛(patient-controlled analgesia,PCA)+NSAID,可以作为 PCEA 的替代方案。局部麻醉药物可选用罗哌卡因、利多卡因和布比卡因等。

对于腹腔镜手术,推荐局部麻醉药伤口浸润镇痛联合低剂量阿片类药物 PCA+NSAID 方案。以激动 μ 受体为主的阿片类药物可致肠麻痹,而以激动 κ 受体为主的阿片类药物引起肠麻痹及术后恶心、呕吐相对较少,同时可有效减轻手术导致的内脏痛。对于肠功能不全的患者,需优化阿片类药物的选择,以确保有效镇痛,并促进术后肠功能的快速康复、早期经口进食和下地活动。

(二)术后恶心呕吐的预防与治疗

术后恶心呕吐(postoperative nausea and vomiting,PONV)的风险因素包括年龄(<50 岁)、女性、非吸烟者、晕动病或 PONV 病史以及术后给予阿片类药物。提倡使用两种止吐药以减少 PONV。5- 羟色胺 3 受体拮抗剂为一线用药,可以复合小剂量地塞米松(4~8mg);二线用药包括抗组胺药、丁酰苯类和吩噻嗪类药物等,也可依据患者的高危因素使用其他措施降低 PONV 的风险,包括使用丙泊酚麻醉

诱导和维持、避免使用挥发性麻醉药、术中术后阿片类药物用量最小化及避免液体过负荷等。

（三）术后饮食

有研究显示，择期腹部手术术后尽早恢复经口进食、饮水及早期口服辅助营养制剂，可促进肠道运动功能恢复，有助于维护肠黏膜功能，防止肠道菌群失调和细菌移位，还可以降低术后感染发生率及缩短术后住院时间。一旦患者恢复通气可由流质饮食转为半流质饮食，摄入量根据胃肠耐受量逐渐增加。当经口能量摄入少于正常量的 60% 时，应鼓励添加口服肠内营养辅助制剂，出院后可继续口服辅助营养制剂。

（四）术后早期下床活动

早期下床活动可促进呼吸、胃肠、肌肉、骨骼等多系统功能恢复，有利于预防肺部感染、压疮和下肢深静脉血栓形成。实现早期下床活动应建立在术前宣教、多模式镇痛以及早期拔除鼻胃管、尿管和腹腔引流管等各种导管，特别是患者自信的基础之上。推荐术后清醒即可半卧位或适量在床活动，无须去枕平卧 6 小时；术后第 1 天即可开始下床活动，建立每日活动目标，逐日增加活动量。

（五）出院基本标准

应制订以保障患者安全为基础的、可量化的、具有可操作性的出院标准，如恢复半流质饮食或口服辅助营养制剂；无须静脉输液治疗；口服镇痛药物可良好镇痛；伤口愈合佳，无感染迹象；器官功能状态良好，可自由活动；患者同意出院。

（六）随访及结果评估

应加强患者出院后的随访，建立明确的再入院"绿色通道"。患者出院后 24～48 小时应常规进行电话随访及指导；术后 7～10 天应进行门诊回访，给予伤口拆线、告知病理学检查结果、讨论进一步的抗肿瘤治疗等。一般而言，ERAS 的临床随访至少应持续到术后 3 天。

（魏晟宏 王 益）

参 考 文 献

[1] 江志伟,黎介寿,汪志明,等. 胃癌患者应用加速康复外科治疗的安全性及有效性研究[J]. 中华外科杂志,2007,45(19):4.

[2] 江志伟. 加速康复外科学的概念与发展历史[J]. 中华普通外科杂志,2018,33(8):625-626.

[3] WILMORE D W, KEHLET H. Management of patients in fast track surgery[J]. BMJ, 2001,

322（7284）：473-476.

[4] KEHLET H，WILMORE D W. Evidence-Based Surgical Care and the Evolution of Fast-Track Surgery［J］. Annals of Surgery，2008，248（2）：189-198.

[5] KEHLET H，WILMORE D W. Multimodal strategies to improve surgical outcome［J］. Am J Surg，2002，183（6）：630-641.

[6] 江志伟，黎介寿. 规范化开展加速康复外科几个关键问题［J］. 中国实用外科杂志，2016，36（1）：44-46.

[7] LIU X X，PAN H F，JIANG Z W，et al. "Fast-track" and "Minimally invasive" surgery for gastric cancer［J］. 中华医学杂志（英文版），2016，129（19）：2294-2300.

[8] KIM J W，KIM W S，CHEONG J H，et al. Safety and efficacy of fast-track surgery in laparoscopic distal gastrectomy for gastric cancer: a randomized clinical trial［J］. World J Surg，2012，36（12）：2879-2887.

[9] JUNG K H，KIM S M，CHOI M G，et al. Preoperative smoking cessation can reduce postoperative complications in gastric cancer surgery［J］. Gastric Cancer，2015，18（4）：683-690.

[10] KAKA A S，ZHAO S，OZER E，et al. Comparison of clinical outcomes following head and neck surgery among patients who con-tract to abstain from alcohol vs patients who abuse alcohol［J］. JAMA Otolaryngol Head Neck Surg，2017，143（12）：1181-1186.

[11] ROSHANOW P S，WALSH M，DEVEREAUX P J，et al. External validation of the Revised Cardiac Risk Index and update of is renal variable to predict 30-day risk of major cardiac complications after non-cardiac surgery: rationale and plan for analyses of the VISION study［J］. BMJ Open，2017，7（1）：e013510.

[12] BOZZETI F，MARIANI L. Perioperative nutritional support of patients undergoing pancreatic surgery in the age of ERAS［J］. Nutrition，2014，30（11/12）：1267-1271.

[13] WEIMANN A，BRAGA M，CARLI F，et al. ESPEN guideline: clinical nutrition in surgery［J］. Clin Nutr，2017，36（3）：623-650.

[14] FUJITANI K，TSUJINAKA T，FUJITA J，et al. Prospective randomized rial d preoperative enteral immunonutrition followed by elective total gastrectomy for gastric cancer［J］. Br J Surg，2012，99（5）：621-629.

[15] KALOGERA E，DOWDY S C. Enhanced recovery pathway in gynecologic surgery: improving outcomes through evidence-based medicine［J］. Obstet Gynecol Clin North Am，2016，43（3）：551-573.

[16] CHAN M Y，FOO C C，PON J T，et al. Laparoscopic colorectal resections with and without

routine mechanical bowel preparation: A comparative study[J]. Amn Med Surg (Land), 2016, 9: 72-76.

[17] NYGREN J, THORLL A, LJUNGVIST O. Preoperative oral carbohydrate therapy[J]. Curr Opin Anaesthesiol, 2015, 28 (3): 364-369.

[18] FELDHEISER A, AZIZ O, BALDINI G, et al. Enhanced Recovery After Surgery (ERAS) for gastrointestinal surgery, part 2: consensus statement for anaesthesia practice[J]. Acta Anaesthesiol Scand, 2016, 60 (3): 289-334.

[19] LI Y, WANG B, ZHANG L L, et al. Dexmedetomidine combined with general anesthesia provides similar intraoperative stress response reduction when compared with a combined general and epidural anesthetic technique[J]. Anesth Analg, 2016, 122 (4): 1202-1210.

[20] VAN ROJEN S J, HUISMAN D, STUIJVENBERG M, et al. Intraoperative modifiable risk factors of colorectal anastomotic leakage: why surgeons and anesthesiologists should act together[J]. In J Surg, 2016, 36 (Pt A): 183-200.

[21] TOROSSIAN A, BRAUER A, HÖCKER J, et al. Preventing inadvertent perioperative hypothermia[J]. Dtsch Arztebl Int, 2015, 112 (10): 166-172.

[22] SUN Z, HONAR H, SESSLER D I, et al. Intraoperative core temperature patterns, transfusion requirement, and hospital duration in patients warmed with forced air[J]. Anesthesiology, 2015, 60 (2): 276-285.

[23] SAMOILA G, FORD R T, GLASBEY J C, et al. The significance of hypothermia in abdominal aortic aneurysm repair[J]. Ann Vasc Surg, 2017, 38: 323-331.

[24] WONG-LUN-HING E M, VAN WOERDEN V, LODEWICK T M, et al. Abandoning prophylactic abdominal drainage after hepatic surgery: 10 years of No-Drain Policy in an Enhanced Recovery after Surgery Environment[J]. Dig Sung, 34 (5): 411-420.

[25] 赵玉沛, 杨尹默, 楼文晖, 等. 外科病人围手术期液体治疗专家共识 (2015)[J]. 中国实用外科杂志, 2015, 35 (9): 960-966.

[26] NAVARRO L H, BLOOMSTONE J A, AULER J O, et al. Perioperative fluid therapy: a statement from the international Fluid Optimization Group[J]. Perioper Med (Lond), 2015, 4: 3.

[27] LOVICH-SAPOLA J, SMITH C E, BRANDT C P. Postoperative pain control[J]. Sung Clin N Am, 2015, 95 (2): 301-318.

[28] YANG R, TAO W, CHEN Y Y, et al. Enhanced recovery after surgery programs versus traditional perioperative care in laparoscopic hepatectomy: a meta-analysis[J]. Int J Sung, 2016, 36 (Pt A): 274-282.

第二节　器械准备及探查技巧

一、器械准备

器械准备包括腹腔镜高清摄像与显示系统、气腹机、冲洗吸引装置、录像和图像存储设备。腹腔镜常规器械，包括 5～12mm 套管穿刺针（Trocar）、分离钳、无损伤胃钳、肠钳、吸引器、剪刀、持针器、血管夹、可吸收夹施夹器、钛夹钳和小纱布、超声刀、吸引器、电能量设备（电钩、电铲、电吸引器等）、结扎束高能电刀（LigaSure 血管封闭系统）、双极电凝器、各种型号的肠管切割闭合器和圆形吻合器等。

二、Trocar 放置

Trocar 放置通常采用五孔法。于脐孔上方约 1cm 处置直径 10mm Trocar 作为观察孔，左侧腋前线肋缘下 2cm 及右侧锁骨中线平脐上 2cm 置 12mm Trocar 作为主操作孔，左锁骨中线平脐上 2cm 和右腋前线肋缘下 2cm 分别置 5mm Trocar 作为牵引孔。一般先置入观察孔，用尖刀切开长约 1.5cm 皮肤，运用巾钳将腹壁皮肤提起，置入 Trocar 时应左右旋转、徐徐前进，当有突破感后说明穿刺已进入腹腔，拔出穿刺套芯，用腹腔镜证实已进入腹腔后，再建立气腹，以免发生皮下气肿。其余 Trocar 的置入均需腔镜直视下进行，置入 Trocar 时不宜突施暴力，以免造成系膜或肠管损伤。对于肥胖患者，置入观察孔 Trocar 时，应先用血管钳钝性分离皮下组织，探及前鞘后再用 Trocar 穿刺。对于既往有腹部手术史的患者，其小肠常常会粘连至切口下方，如果在手术瘢痕处置入 Trocar，有可能会损伤粘连的胃及小肠，应尽量避开手术瘢痕位置，先从左侧或右侧的主操作 Trocar 位置置入气腹针，以免损伤与腹壁粘连的胃或肠管，待气腹充盈后置入 Trocar 观察粘连情况，并置入其他 Trocar。

Trocar 放置完后需常规检查是否漏气。漏气有两种情况，一是 Trocar 内的活瓣或转换帽损坏，二是腹壁切口较大导致气体从 Trocar 周围漏出。前者应更换 Trocar，后者可在置入 Trocar 后再将皮肤缝合一针避免漏气。

腹腔镜手术的手术视野和操作空间的形成有赖于气腹。目前普遍使用的气体是二氧化碳，其性质稳定，不易燃，容易获取，且无毒，被机体吸收后可通过正常的碳酸代谢途径从肺排出。气腹建立后维持腹内压在 12～15mmHg，对老年人及有肺部疾病者，应将压力维持在较低水平。在手术过程中为了减少超声刀工作产生的水雾，可在主操作孔的 Trocar 上接上小流量的负压吸引，并将气腹机的压力适当上调，使水雾较快地散去，有利于保持视野的清晰。

三、腹腔镜探查

（一）探查准备

手术开始时镜头首次置入腹腔内出现模糊常常是因为腹腔内外的温差所致，处理方法是使用超过 60℃ 的温生理盐水浸泡镜头约 10 秒，然后用干纱布擦拭干净后迅速置入腹腔。同时，将室温调整至 24℃ 左右，太高则术者感觉不适，太低则腹腔内外温差大，术中镜头容易起雾。探查时若发现胃容积较大，可让巡回护士将胃内的液体及气体尽量抽吸干净，以便术中更好地提拉显露。

准确的术前 TNM 临床分期有助于临床治疗方案的确立。腹腔镜探查用于胃癌术前分期，尤其对判断有无腹腔内转移极为有效，避免了不必要的胃癌剖腹探查手术。美国国家综合癌症网络（National Comprehensive Cancer Network，NCCN）治疗指南也建议采用诊断性腹腔镜检查来评价胃癌的转移，以提高胃癌术前分期的准确率。术前诊断性腹腔镜检查能观测原发肿瘤的部位、范围、浸润程度、淋巴结转移、腹腔转移、腹水及邻近组织是否受到侵犯等。

（二）诊断性腹腔镜探查

诊断性腹腔镜检查是有创检查，可以对腹腔内的转移情况进行评估，了解腹膜转移的分布和大小，并获得明确的组织学及细胞学证据，用于指导制订临床治疗策略，进而评估治疗疗效及监测疾病进展。

目前，腹腔镜检查主要适用于进展期胃癌（临床 $T_2 \sim T_4$ 及任何 N 和 M）的治疗前诊断、术前治疗后的疗效评价。既往腹盆腔手术史明确、可疑严重腹腔粘连等无法接受腹腔镜手术或心肺功能不能耐受麻醉及 CO_2 气腹的患者，不能进行诊断性腹腔镜检查。

探查顺序：从右上腹开始，按顺时针方向进行，依次探查右侧膈肌和肝右叶、肝圆韧带、左侧膈肌和肝左叶、左侧壁腹膜及降结肠、盆腔（女性注意探查双侧卵巢）、右侧壁腹膜及升结肠、大网膜、横结肠、结肠系膜、前腹壁、小肠及系膜、原发病灶及胃周淋巴结（图 5-3）。

探查胃体后壁肿瘤：需要切开胃结肠韧带，探查网膜囊，包括横结肠系膜和胰腺被膜。

腹腔内可疑病灶：均应行快速冷冻病理检查，同时记录肿瘤位置、大小、是否融合及腹膜癌指数（peritoneal cancer index，PCI）等。

探查过程中可根据需要调整患者体位，推荐留取图片或录像作为记录。

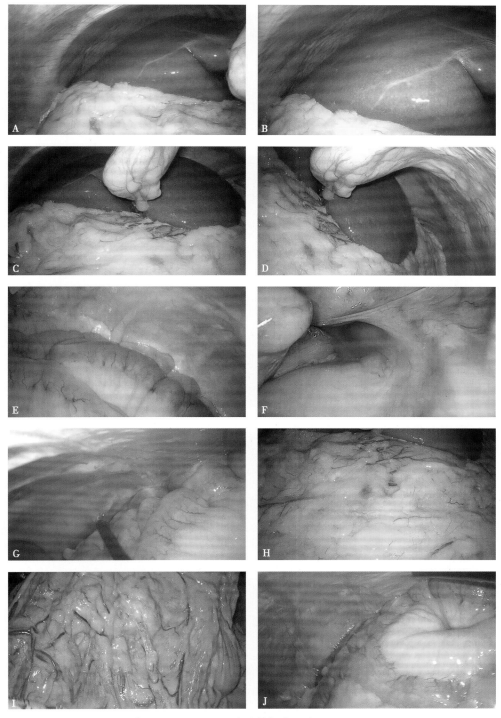

图 5-3　腹腔镜探查顺序

A. 右侧膈肌；B. 肝右叶；C. 肝圆韧带；D. 左侧膈肌及肝左叶；E. 左侧壁腹膜及降结肠；F. 盆腔；G. 右侧壁腹膜及升结肠；H. 大网膜；I. 横结肠及系膜；J. 小肠及系膜。

（三）腹腔灌洗液找瘤细胞

腹水或腹腔灌洗液细胞学检查是目前诊断腹腔内游离癌细胞的"金标准"。虽然其灵敏度较低，但有助于发现肉眼无法识别的微转移。现有文献认为，腹腔内游离的癌细胞是形成腹膜转移的先决条件，是胃癌的独立预后不良因素。腹腔游离癌细胞阳性可作为Ⅳ期胃癌的独立诊断指标。诊断性腹腔镜检查的同时应进行腹腔游离癌细胞检查。

腹腔游离癌细胞检查的操作规范如下。

1. 腹水的收集　如有足够量（≥200ml）腹水则直接取腹水进行细胞学检查，如无腹水或腹水<200ml者，则用>250ml温生理盐水依次冲洗双侧膈顶、肝下区、大网膜、双侧结肠旁沟和盆腔，避免直接冲洗原发病灶；于双侧膈下区、肝下区和直肠子宫陷凹收集>100ml灌洗液，行细胞学检查。

2. 标本的制作　腹水或腹腔灌洗液2 000转/min离心10分钟；离心后小心吸出上清液，取细胞沉淀直接涂片2张，95%乙醇固定至少5分钟，采用苏木精-伊红染色或巴氏染色方法染色。

3. 结果的记录　腹腔细胞学检测结果阴性者记录为CY_0，阳性记录为CY_1。

综上，上述各项检查手段各有优劣，影像学和血清学检查欠缺敏感性，腹腔镜和病理学检查虽可确诊，但亦有一定局限性，因此临床中需要综合患者的临床表现、病理分型、原发灶及转移淋巴结的分期、血清肿瘤标志物、影像学或功能影像等综合判定，必要时需要通过腹腔镜等有创检查手段进行明确。

四、肝脏悬吊

在腹腔镜胃癌根治术中，切除小网膜以及清扫No.12a、No.5、No.3、No.1组淋巴结的操作时，均需要将肝左叶向患者头部及前腹壁方向拨开以显露术野；行腹腔镜下非肝脏相关手术操作时，须设法调整肝脏位置，以达到最佳手术区域。传统手术的做法是助手持分叶拉钩将肝左叶拨开，开腹手术时很容易达到这一要求，但是在进行全腹腔镜手术时，需要额外增加Trocar，不仅增加对患者的创伤，还需要助手的持续牵引，浪费人力物力。与此同时，拉钩长时间对肝脏的压迫可造成肝脏淤血，导致短暂的肝功能紊乱。因此，如何选择有效的肝脏悬吊方法显露术野，同时避免因悬吊而造成肝功能损伤，一直是临床医师不断探索寻求解决的问题。

笔者所在中心采用荷包缝线悬吊肝脏。在气腹时助手右手抓钳顶起肝脏，显露肝十二指肠韧带，主刀医师用超声刀打开肝胃韧带并向头侧游离至右侧膈肌脚，使用荷包针分别于右侧肋骨下缘1cm处及剑突下1cm的左侧穿刺进入腹腔，将荷包针穿过右下腹 Trocar 至体外打结，取下荷包针，将线结送入腹腔内。使用可吸收血管夹将荷包线分别固定于肝胃韧带及肝圆韧带边缘。在体外提拉牵引缝线实现肝脏悬吊。该方法可以持续将肝脏牵引到患者的右上方，从而得到清晰的术野，同时可根据肝脏位置的需要以及正常呼吸的变化，通过改变缝合线的牵引力进行调整，避免了术后肝脏损伤，并减少了额外的皮肤穿刺（图 5-4）。

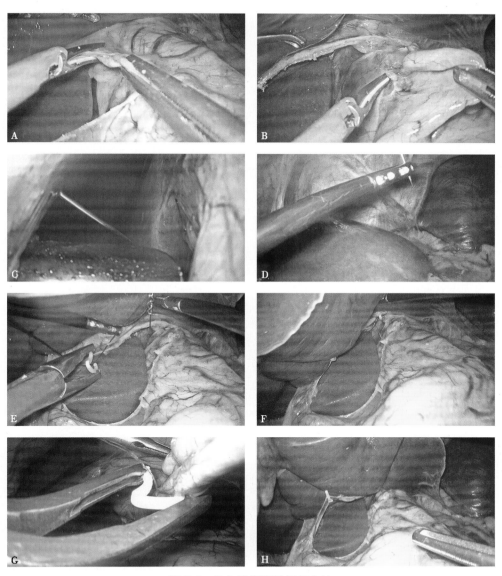

图 5-4　荷包缝线肝脏悬吊方法

A. 打开肝胃韧带；B. 显露右侧膈肌脚；C. 右侧肋骨下缘 1cm 处进针；D. 剑突下 1cm 的左侧处进针；E. 荷包线体外打结后送入腹腔；F. 荷包线固定于肝胃韧带两处；G. 荷包线固定于肝圆韧带；H. 体外提拉悬吊肝脏。

笔者所在中心研究的肝脏悬吊技术有如下优点：①无创暴露，无肝脏及其他部位损伤危险；②悬吊效果好，手术视野显露绝佳；③穿刺针均由腹腔外到腹腔内，操作简便，无须助手额外固定操作；④所需材料简单易得，无须购买额外器械；⑤可调节性高，如可根据术中情况随时调整荷包线的长度及张力，改善改变显露区域；⑥手术完成即可明确操作范围恢复情况，无须担心因显露操作所致的术后并发症；⑦易于推广，患者受益率高。

（叶再生 叶素芳）

第三节 相关并发症的防治

一、吻合口漏

吻合口漏是腹腔镜胃癌手术后常见的并发症。Kim 等报道腹腔镜胃癌根治术后吻合口漏的发生率为 1.2%（18/1 485）。尽管大多数文献分析结果提示腹腔镜胃手术并不增加吻合口漏等发生率，但正如上文所述日本的全国数据库提示腹腔镜全胃手术并发症发生率更高。这可能是因为临床研究中的病例大多数情况下由腔镜手术经验丰富的外科医师发起，而全国数据库中则包含了更多不同层级、不同经验水平的外科医师的手术数据。另外，完全腹腔镜手术对于术者的技术要求更高，因此更须重视在围手术期可能会出现的并发症情况。

吻合口漏的原因主要分为 3 类。一是患者的基本情况因素导致组织愈合能力下降，如严重营养不良、控制不佳的糖尿病、接受过新辅助放化疗或肥胖等；二是机械吻合器械的因素，如器械的性能和工艺设计等；三是外科医师的技术因素，如相关操作环节是否规范、操作经验的积累是否丰富、手术室护理团队的配合是否默契等。做好围手术期的管理，选择性能好的吻合器和机械吻合的规范操作，是预防吻合口漏的重要措施。

张力问题直接影响吻合口愈合及漏等并发症的发生，大量研究分析指出，肿瘤位置或手术切除范围是吻合口漏的相关因素。因此远端胃手术 Billroth Ⅱ式重建术后吻合口漏发生率也较低。而全胃术后，特别是位置较高的食管胃结合部癌，由于其吻合口张力相对较高，加之操作空间狭小，术后吻合口漏发生率较高。肿瘤位置、临床分期等因素是需要手术团队直面的。手术技术方面，目前尚无确定证据提示相同条件下某种吻合方式或方法可有效降低术后并发症发生率，例如尽管在开放或腔镜辅助手术时便于对吻合口进行加固，全腹腔镜下难度增大可能就免于此操作，但并未获得充分证据证明加固可减少吻合口并发症的发生，另外，对于高位吻合实施满意加固操作也不简单。实际上，尽管手术医师对于吻合细节会有一些个性化的选择倾向，但面临高位吻合等情况时，吻合方式及吻合器等的自主选择范围比较有限。因此术前借助影像学等检查全面分析、制订精细化手术方案，准确预判是否需胸腹联合、消化道重建方式及相关风险等是必要的。同时应注重与患方的沟通，使之对手术风险与术后康复过程充分知情，医患双方共同致力于并发症的控制及合理处置方有助于获得良好的预后。

随着吻合技术的快速发展和广泛应用，吻合口并发症发生率已明显降低。确保吻合口良好血运和没有张力，是预防吻合口漏发生的关键。选择合适的吻合器能降低组织损伤，减少吻合口漏的发生。对于术中局部吻合不满意者，可给予辅助手工加固缝合。大多数吻合口漏是微小的渗漏，如果引流管位置理想、引流通畅且患者全身症状不重，局部无明显腹膜刺激征，可通过保守治疗痊愈。若严重吻合口漏继发腹腔感染，在保证腹腔引流通畅的前提下，可在胃镜引导下放置空肠营养管并给予肠内营养；当规范保守治疗无效时，应积极再次手术，包括清除腹水、彻底冲洗腹腔、妥善放置引流和建立营养通道等。此外，加强患者围手术期管理、纠正贫血和低蛋白血症，也可预防吻合口漏的发生。

二、腹腔感染

腹腔感染是胃肠道术后最常见的并发症之一，其发生率为 2%～16%。涉及包括吻合口漏、腹腔脓肿、十二指肠残端漏等多种发生于术后的腹腔感染并发症。在术后腹腔感染的诊断方面，应当注意鉴别由于腹腔感染所致的腹痛，避免与术后疼痛混淆。而随着对于患者术后疼痛管理的重视与加强，有时可能会发生药物掩盖局部感染炎症导致的腹痛的情况。对于术后腹腔感染的诊治不能仅依靠对急腹症的常规处置来进行。除发热、血象升高、局部腹痛等典型的表现外，还须关注腹腔局部情况，结合手术方式来综合判定。当然，对于引流液出现粪臭味、血性等明显改变进行相应的诊断并不困难，但笔者的前期研究发现了一些可能被忽视的征象，如一过性引流液改变（如混浊、酸臭等）即为腹腔感染的早期征象，需进一步关注。而引流管的合理安置，对于高危患者尽早发现、治疗吻合口漏及其他腹腔感染有着至关重要的作用。

三、出血

（一）腹腔出血

术中腹腔出血是腹腔镜胃癌手术的严重并发症，也是导致中转开腹的重要原因。如果是大血管损伤引起的出血，处理不及时可能危及患者生命。Kim 等报道179 例腹腔镜胃癌手术中 3 例（1.7%）发生腹腔出血。术中腹腔出血的原因主要有：①清扫胃周淋巴结时误伤邻近血管，如清扫 No.5 或 No.12a 组淋巴结时，由于胃右血管变异，容易误伤导致出血；清扫 No.6 或 No.14v 组淋巴结时，误伤 Henle干、胰十二指肠上前静脉或结肠静脉；清扫 No.8a 或 No.11p 组淋巴结时，误伤肝总动脉或脾静脉。②暴力牵拉导致脾脏损伤出血，如在牵拉大网膜或者离断胃脾韧带时撕裂损伤脾脏。③其他，如解剖层次和入路不清，进入错误的解剖平面导致出血。

预防腹腔镜手术腹腔出血的关键，是熟悉正确的解剖标志和选择安全的解剖平面。在淋巴结清扫过程中应寻找正确的解剖间隙，在膜平面进行解剖和分离。清扫淋巴结、裸化血管时，超声刀的工作面应远离血管，防止烫伤血管壁导致出血或血管瘤形成。术前腹部 CT 增强扫描可发现腹腔血管的变异情况，必要时可行血管造影以帮助了解腹部动脉解剖和变异情况。术中精细操作和仔细止血亦可有效预防腹腔出血的发生。对于血管源性出血，应在助手协助下吸净出血，充分显露出血部位并予以血管夹夹闭；对于脾脏、胰腺和淋巴结等实质性组织器官渗血，可采用小块干纱布压迫止血，同时给予大功率电凝止血；对于损伤大血管导致难以控制的大出血，应暂停腹腔镜手术，及时中转开腹手术止血。

腹腔镜胃癌手术后腹腔出血的原因主要有：超声刀使用不当，导致血管瘤发生，血管瘤破裂导致出血；超声刀大块钳夹切断组织，血管闭合不完全亦可出血；术后血管残端的止血夹脱落亦可导致出血。此外，吻合口漏或者胰漏继发腹腔感染，腐蚀裸露的大血管或血管残端，亦可引起腹腔大出血，危及患者生命。术后腹腔出血一旦确诊，果断决策和及时手术探查至关重要。对于怀疑腹腔出血或腹腔内出血量小者，血管造影和介入治疗也是常用的诊断和治疗手段。

（二）吻合口出血

吻合口出血一般发生在术后 48 小时内。Kim 等报道了 635 例胃癌患者行腹腔镜手术，5 例（0.8%）发生术后吻合口出血。目前，腹腔镜手术进行消化道重建时多采用机械吻合。机械吻合操作过程主要包括挤压和钉合两部分，操作不当均可导致吻合口出血。吻合器击发前的压迫等待可以松弛组织的应力，同时挤压出组织间液，减少黏膜、黏膜下层出现断裂的现象，降低出血风险。Morita 等报道的动物实验结果表明，要将组织压榨到理想厚度，预压榨时间以 15 秒左右为宜。钉合是机械吻合的另一主要操作，操作不当可导致钉合过紧或过松，钉合过松导致成钉高度过分高于组织厚度，易出现吻合口出血。

为预防吻合口出血的发生，根据笔者经验可在消化道重建后仔细检查吻合口是否渗血，必要时还可行术中内镜直视观察，对于明确存在吻合口活动性渗血的患者，可辅以手工加固缝合进行止血。术后吻合口少量渗血，多可通过保守治疗获得痊愈。但是对于较大的出血应尽早行内镜检查，经内镜下电凝或止血夹止血，必要时果断再次手术止血。

四、胃排空障碍

胃排空障碍（gastric emptying disability，GED）是指手术后胃内容物的非机械性排空障碍的功能性疾病，表现以为上腹饱胀、早饱、厌食、恶心、呕吐等上消化道症状为主的综合征，常见于胃肠手术后、胰十二指肠术后。GED严重影响胃癌患者术后的恢复，给患者的经济和心理带来沉重的负担。

目前对远端胃大部切除术后发生GED的判定标准并不统一，按照2007年国际胰腺外科研究组（International Study Group of Pancreatic Surgery，ISGPS）推荐的定义，GED是指在排除肠梗阻、吻合口狭窄等机械性因素后，肿瘤术后患者需留置胃管超过3天，或者拔管后因呕吐等原因再次置管，或者术后7天仍不能进食固体食物。评估检查前应停用可能影响胃排空的药物至少48小时。合并糖尿病的患者应在胃排空试验前检测血糖情况，如有高血糖，应待血糖降至275mg/dl以下再进行相关检查。

目前国外诊断GED的"金标准"为放射性核素扫描技术，应用放射性核素锝（^{99m}Tc）或铟-111标记的固体食物被患者食入后，每小时扫描1次，记录胃内残留食物百分比，2小时胃内残留食物大于60%或4小时胃内残留食物大于10%即可诊断。由于各实验室在被标记食物的选择、患者禁食时间、体位、监测的频率及时间等方面存在差异，限制了这项技术在临床的应用，目前尚需统一的标准规范。另一种方法是呼气试验，是指用非放射性^{13}C标记在胃内不被吸收而在十二指肠快速吸收的物质，后者在肝脏中氧化释放CO_2，经呼吸道排出，测定被标记的CO_2量来间接反映胃排空情况。无线动力胶囊是利用胶囊在消化道内运行并实时记录pH、温度、压力信息间接计算出胃排空时间，但是部分受试者可能存在未知的胃肠道憩室或狭窄，增加了胶囊滞留的风险，而且无线动力胶囊检查价格较贵，难以广泛开展。

GED的具体发生机制至今尚未十分明确，目前认为可能与以下因素有关：①手术清扫淋巴结时切断迷走神经，缺乏迷走神经控制的残胃丧失张力后动力减弱，导致排空障碍。②胃排空依赖于胃底胃窦时相性收缩，同时抑制十二指肠的收缩，这是一个高度整合的生理过程。间质卡哈尔（Cajal）细胞位于胃体和胃窦，是消化道的一种起搏细胞，相当于心脏窦房结的起搏细胞，具有调控胃肠动力的作用，该细胞的减少可导致胃蠕动障碍。手术对胃体和胃窦的切除，造成 Cajal 细胞的减少，改变了神经肌肉电传导，从而造成残胃运动紊乱。远端胃切除由于切除了运动最活跃的幽门及胃窦部，使胃的自主节律运动紊乱。胃切除术后，胃的完整性受到破坏，内环境改变，胃壁的顺应性及胃动力下降。③胃解剖结构改变，胆汁、胰液反流至残胃，导致胃内环境改变，胃动力大大降低。④胃窦部切除可使胃泌素、胃动素等激素水平降低，导致肽类激素如胆囊收缩素等失衡，影响残胃的排空功能。

年龄是 GED 的危险因素，高龄患者生理功能减退，免疫功能抑制，肠道运动功能减弱，常伴有肺功能不全、代谢性疾病等基础疾病，加上盆腔肌张力不足，术后胃肠功能恢复慢。消化道重建方式与术后 GED 的发生密切相关，Billroth Ⅰ 式吻合更接近正常解剖生理构造，减少胰液、胆汁的反流，所以术后发生胃肠功能紊乱的概率更低。因此，术中在吻合口张力允许的情况下应尽可能选择 Billroth Ⅰ式。糖尿病患者术后更易出现 GED，由于糖尿病导致自主神经功能发生不同程度的病变，可导致胃电节律紊乱，胃张力减低，胃排空延迟，同时血糖升高对胃动力有明显抑制作用，且两者高度正相关。术后应用阿片类药物镇痛比非甾体抗炎药 GED 的发生率更高，消化道的运动受中枢神经及外周神经共同支配，阿片类药物具有很强中枢抑制作用，同时激活胃肠道阿片 μ 受体可造成胃肠道平滑肌痉挛，胃排空延迟。手术时间长增加胃排空障碍风险，考虑是因为手术及麻醉时间延长，对人体创伤增加，且麻醉药物具有抑制胃肠蠕动的作用，使术后胃肠功能恢复慢。术前低白蛋白血症也是胃排空障碍的重要因素，可能是由于肿瘤的慢性消耗，机体处于负氮平衡状态，营养状况差，致使免疫功能低下，术后机体功能恢复慢。另外，低白蛋白血症可引起术后胃肠壁及吻合口水肿，造成胃肠运动功能障碍。术前有幽门梗阻的患者发生 GED 增多，考虑原因为：①幽门梗阻影响患者的全身营养状况；②幽门梗阻造成胃组织水肿和炎性渗出，影响胃肠道的自主蠕动节律，使胃肠蠕动节律紊乱。

五、吻合口狭窄

吻合口狭窄通常表现为患者术后饮食恢复过程中出现进食与进水困难、恶心呕吐等症状，可通过造影或内镜检查诊断，其发生率与诊断标准有关，常见报道为 4%～6%。随着腔镜技术的发展，近年来腹腔镜下不同吻合方式及其利弊也逐步为大家所熟悉。从文献报道看，腹腔镜全胃切除术后食管空肠吻合使用圆形吻合器吻合口狭窄发生率较高，可能与管型吻合器直径小于线型吻合器有关。发生吻合口狭窄的另一重要原因是过度愈合的纤维化瘢痕，与吻合口组织愈合过程中出现微小渗漏、张力大、血供不良等高危因素相关，因此需通过重视消化道重建细节来避免此类并发症的发生。大多数吻合口狭窄患者采用内镜球囊扩张等介入治疗手段可获得缓解，但有时需要多次操作方可逐步改善。

六、淋巴漏

发生淋巴漏的主要原因是行胃癌淋巴结清扫时，忽视淋巴管断端的处理。Hu 等的研究显示，腹腔镜胃癌手术并发淋巴漏的发生率为 0.8%（10/1 184）。淋巴漏会造成大量蛋白质、电解质和水分丢失，使人体免疫力降低，增加应激性溃疡和继发感染的发生率。手术时超声刀分离速度不宜过快，慢挡切割可有效降低淋巴漏的发生。术中淋巴结清扫完成后，应重点检查 No.7、No.8、No.9、No.11 和 No.12 组淋巴结区域创面，若出现乳白色或胶冻样液体渗出，应给予缝扎或夹闭，并放置腹腔引流。局部应用纤维蛋白原封闭可能减少淋巴漏的发生率。若术后出现淋巴漏，应保持引流通畅，予以肠外营养支持治疗，维持水电解质平衡。绝大部分淋巴漏可通过保守治疗好转，对于再次手术持谨慎态度。此外，有文献报道，应用生长抑素可抑制多种胃肠道激素释放，同时还可通过抑制肠壁淋巴管内的特异受体，减少淋巴液生成。

七、系膜裂孔疝及切口疝

手术后腹内疝是临床较少见的并发症，多发生于消化道重建后。结肠前 Roux-en-Y 消化道重建后，肠系膜裂孔疝主要发生于消化道重建时肠系膜切口处间隙未关闭或关闭不牢固形成的肠系膜缺损处。Roux-en-Y 消化道重建术后的肠系膜性腹内疝主要以预防为主。消化道重建术后肠系膜缺损是否关闭可能对术后腹内疝的发生率也有影响，目前学术界对此尚存在较大的争议。在肠系膜关闭技术方面，HIRAHARA 等介绍了一种关闭上提空肠 - 横结肠系膜缺损的方法，将大网膜放置在横结肠颅侧，并从 Roux 支空肠系膜根部开始连续缝合完全关闭空肠 - 横结肠系膜缺损。GEUB BELS 等对 31 320 例行腹腔镜 Roux-en-Y 胃旁路手术的患者进行了回顾性分析后指出，选择结肠前消化道重建且关闭所有肠系膜缺损，术后腹内疝发生率最低。但也有研究认为，Roux-en-Y 消化道重建后缝合关闭肠系膜缺损是不牢固的，且增加系膜出血、撕裂等并发症的发生率，尤其对于胃癌消化道重建的患者，术后其体重下降，肠系膜缺损会再次出现。

肠系膜裂孔疝是胃癌结肠前 Roux-en-Y 消化道重建术后罕见的并发症，术前难以明确诊断，易误诊漏诊。在临床工作中，临床医师在做出临床诊断时，不仅要综合患者的临床症状、体征、相应辅助检查结果等，还要特别关注患者的 Roux-en-Y 消化道重建病史，从而做到早期诊断、及时治疗。

（魏晟宏　王　益　叶素芳）

参 考 文 献

[1] KIM M C, KIM W, KIM H H, et al. Risk factors associated with complication following laparoscopy-assisted gastrectomy for gastric cancer: a large-scale Korean multicenter study[J]. Amn Surg Oncol, 2008, 15(10): 2692-2700.

[2] KIM H H, HYUNG W J, CHO G S, et al. Morbidity and mortality of laparoscopic gastrectomy versus open gastrectomy for gastric cancer[J]. Ann Surg, 2010, 251(3): 417-420.

[3] KIM H H, HAN S U, KIM M C, et al. Long-term results of laparoscopic gastrectomy for gastric cancer: a large-scale case-control and case-matched Korean multicenter study[J]. J Clin Oncol, 2014, 32(7): 627-633.

[4] MORITA K, MAEDA N, KAWAOKA T, et al. Effects of the time interval between clamping and linear stapling for resection of porcine small intestine[J]. Surg Endosc, 2008, 22(3): 750-756.

[5] LIU D, ZHANG X W, LYU F Q. Analysis of risk factors for postsurgical gastroparesis syndrome(PGS) after operation for gastric cancer. Chin J Oncol, 2017, 39(2), 150-153.

[6] WENTE M N. BASSI C, DERVENIS C, et al. Delayed gastric emptying(DGE) after pancreatic surgery: a suggested definition by the International Study Group of Pancreatic Surgery(ISGPS)[J]. Surgery, 2007, 142(5): 761-768.

[7] TANG D M, FRIEDENBERG F K. Gastroparesis: approach, diagnostic evaluation, and management[J]. Dis Mon, 2011, 57(2): 74-101.

[8] DONG K, YU X J, LI B, et al.Advances in mechanisms of postsurgical gastroparesis syndrome and its diagnosis and treatment[J]. Chin J Dig Dis, 2006, 7(2): 76-82.

[9] SHAFI M A, PASRICHA P J. Post-surgical and obstructive gastroparesis[J]. Curr Gastroenterol Rep, 2007, 9(4): 280-285.

[10] ALJARALLAH B M. Management of diabetic gastroparesis[J]. Saudi J Gastroenterol, 2011, 17(2): 97-104.

[11] SHINOHARA T, SATOH S, KANAYA S, et al. Laparoscopic versus open D2 gastrectomy for advanced gastric cancer: a retrospective cohort study[J]. Surg Endosc, 2013, 27(1): 286-294.

[12] NYBERG M，GLIEMANN L，HELLSTEN Y. Vascular function in health，hypertension，and diabetes：effect of physical activity on skeletal muscle microcirculation[J]. Scand J Med Sci Sports，2015，25（4）：60-73.

[13] ISHIGUEHI T，TADA H，NAKAGAWA K，et a1. Hyperglycemia impairs antro-pyloric coordination and delays gastric emptying in conscious rats[J]. Auton Neurusci，2002，95（1/2）：112-120.

[14] HOLZER P. Non-analgesic effects of opioids：management of opioid-induced constipation by peripheral opioid receptor antagonists：prevention or withdrawal[J]. Curr Pharm Des，2012，18（37）：6010-6020.

[15] WATANABE M，MIYATA H，GOTOH M，et al. Total gastrectomy risk model：data from 20 011 Japanese patients in a nationwide internet-based database[J]. Ann Surg，2014，260（6）：1034-1039.

[16] SUN H L，HE B S，NIE Z L，et al. A nomogram based on serum bilirubin and albumin levels predicts survival in gastric cancer patients[J]. Oncotarget，2017，8（25）：41305-41318.

[17] HU Y F，YING M G，HUANG C M，et al. Oncologic outcomes of laparoscopy-assisted gastrectomy for advanced gastric cancer：a large-scale multicenter retrospective cohort study from China[J]. Surg Endosc，2014，28（7）：2048-2056.

第四节　标　本　处　理

一、基本要求

1. 离体标本处理时间要求　推荐在 1 小时内完成，最晚 3 小时内。如 1 小时内不能处理，需要先 4℃低温保存。鉴于标本处理时间的要求，推荐安排专门的标本处理团队完成标本处理，在标本离体、切缘送快速病理检查后立即进行。

2. 淋巴结分拣和胃大体标本处理要先后分别进行。淋巴结的分拣推荐沿血管走行并按照胃周围淋巴结的分布规律依序进行。

3. 推荐对胃大体标本进行展开固定、测量、记录。

4. 新鲜组织标本取材在淋巴结分拣、胃标本拍照处理后进行。

二、注意事项

（一）标准、规范的淋巴结清扫

按照第 5 版日本《胃癌治疗指南》和《局部进展期胃癌规范化淋巴结清扫范围

中国专家共识（2022 版）》完成必要的淋巴结组别清扫、自血管表面完整进行充分的淋巴结清扫是术后标本处理的基础。

（二）手术中遵循"en bloc"原则

推荐手术中遵循完整清扫的原则，避免淋巴结和淋巴管的破碎，不但有利于手术沿间隙顺利进行及术中保持无瘤，同时有利于术后标本各区域淋巴结的辨识。

（三）对胃标本关键部位术中要做标记

胃标本离体后，淋巴结分组辨识较为困难，推荐术中主要血管远心端结扎线要保留适当长度或者加以钛夹标记以利于术后辨识，同时有利于标本的处理。

三、处理流程

1. 清洁标本。
2. 家属观看标本。
3. 初步观察标本大体结构。
4. 淋巴结分组取材。
5. 淋巴结分组精检并记录。
6. 剪开标本、固定、测量并记录。
7. 拍照后图片上传，数据归档。

四、具体方法

（一）清洁标本

在标本离体、切缘送快速病理检查后，去除远端吻合钉，用纱布或吸水纸等拭干污物，清洁标本上的黏液、血液。

（二）家属观看标本

清洁标本满意后，于谈话间与家属观看标本（切除范围、肿瘤位置、大小、浸润深度等）。

（三）观察标本大体结构——标本取材前的观察

1. 肿瘤的部位、大小和形状。
2. 浆膜有无浸润及浸润范围。
3. 胃周围系膜是否完整（判断是否符合"en bloc"原则）。
4. 胃周围淋巴结有无肿大。
5. 淋巴结的分组取材　推荐胃周淋巴结取材时按照一定的顺序进行，不但便于熟悉操作流程，还可以避免遗漏。分组取材结束后对每一组的组织进行精细检查,拣出发现的淋巴结。

推荐依据下述顺序：No.6 → No.12 → No.5 → No.8 → No.11 → No.9 → No.7 → No.3 → 右 No.19 → No.1 → No.20 → 左 No.19 → No.2 → No.4。

6. 淋巴结的分组精检

（1）推荐对取到的每一组淋巴结组织进行详细检查，剥离出每一枚淋巴结，并放入淋巴结分拣板指定区域。

（2）详细记录各组淋巴结分拣出的个数、可疑转移的淋巴结个数及分期。

7. 胃标本的处理

（1）推荐胃标本沿肿瘤对侧剪开胃壁，通常沿大弯侧。

（2）推荐将标本平铺于固定板并使用大头针固定，对病灶位置、多少、大小、大体类型、距离口侧及肛侧的距离等信息进行记录，切缘送术中快速病理检查，做好标本的测量和记录。

（3）癌组织、癌旁组织和正常组织的取材留存。

（4）推荐进行完整的信息采集及资料的严格归档，资料只有严格归档，才具有完整性、规范性和权威性。

8. 资料归档　完成标本处理后，拍照并将图片上传归档保存。

五、记录模板

按照诊断＋手术方式＋手术情况＋标本拍摄进行分项记录存档，示例如下。

2022-03-××，7-××，林××，住院号：303×××，BMI 20.×kg/m^2。

1. 诊断　肿瘤部位＋病理＋分期，例：食管胃结合部／胃体／胃窦低分化腺癌（cT$_{4a}$N$_1$M$_0$/ycT$_{4a}$N$_1$M$_0$）。

2. 手术方式

（1）全腹腔镜／腹腔镜辅助／单孔腹腔镜／单孔加一孔腹腔镜／NOSES。

（2）根治／姑息性。

（3）切除吻合方式：近端胃（双通道吻合、空肠储袋间置、胃底折叠……）／远端胃（Billroth Ⅰ式、Billroth Ⅱ式、Braun 吻合……）／全胃（Overlap 吻合、手工管吻合、反穿刺、π吻合…）／保留幽门胃切除（PPG）／胃部分切除术／胃节段切除术／胃楔形切除术……

（4）淋巴结清扫范围（D$_1$、D$_{1+}$、D$_2$、D$_3$、扩大清扫……）。

（5）是否保留血管、神经。

3. 手术情况　手术时间［（A 术者）××min＋（B 术者）××min］，出血 ××ml，肿物距下切缘 ×cm，距上切缘 ×cm，肿瘤大小 ×cm××cm，浆膜受累范围，特殊描述

（如食管胃结合部癌：肿物侵犯齿状线 ×cm，中心点位于齿状线上 / 下 ×cm，食管切除 ×cm……胃窦：肿物距离幽门 ×cm，十二指肠切除 ×cm），手术切口（部位 + 长度）。

4. 标本拍摄　标本建议拍照 7 张（生理位置正面 1 张，背面 1 张，打开后正面 1 张，肿物最长径 1 张，肿物最短径 1 张，与近切缘距离 1 张，与远切缘距离 1 张）（图 5-5）。

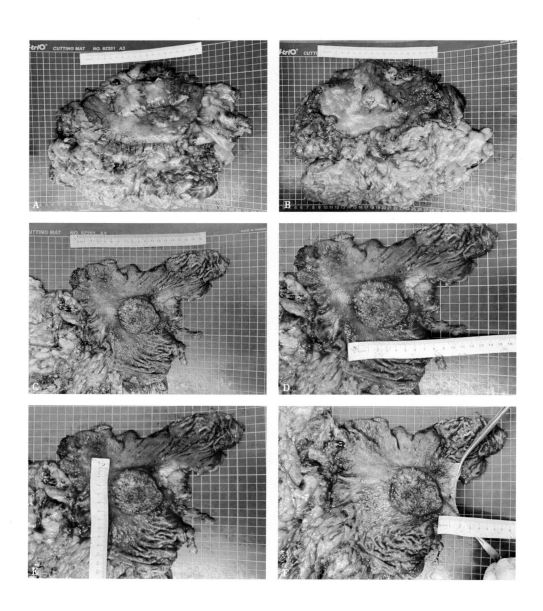

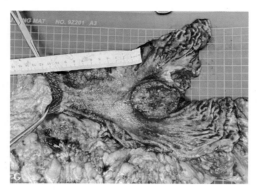

图 5-5　标本拍照、测量、存档

A. 生理位置正面；B. 生理位置背面；C. 标本剪开大体；D. 肿物最长径；
E. 肿物最短径；F. 肿物与近切缘距离；G. 肿物与远切缘距离。

（叶再生　韩　帅）

第六章
完全腹腔镜下胃癌根治术

第一节　根治性远端胃大部切除术

一、进腹和探查

按照第五章第二节进行器械准备、Trocar放置、腹腔镜探查和肝脏悬吊。

二、胃及系膜切除

（一）左侧大网膜、胃网膜右血管分支系膜切除（含 No.4d 组淋巴结清扫）

助手首先将覆盖于下腹部的大网膜上移置于横结肠上方和胃前壁区域，主刀医师左手距离横结肠上缘 3～5cm 将大网膜向上提起，助手右手在距主刀医师抓持点平行 5cm 处将大网膜向上提起并向两侧展开，助手左手向下反向牵引横结肠，形成三角牵拉使大网膜处于紧张状态，显露横结肠系膜前后叶之间由疏松结缔组织形成的胃结肠系膜间隙，在分离大网膜过程中，主刀医师左手与助手右手前后交替更换大网膜的提拉位点，始终使大网膜保持一定张力，沿横结肠系膜前后叶之间的融合间隙钝、锐性交替分离横结肠系膜前叶，便于超声刀离断。自横结肠上缘近中央处开始，于无血管区分离大网膜，然后向左扩展切开范围，先向左分离至结肠脾曲，完全游离左侧大网膜横结肠附着缘。随后，助手将离断的大网膜移至胃体部前方，以便更好地显露脾门区域的术野，以利于横结肠系膜前叶的分离和脾门区域淋巴结的清扫。按照第四章第一节介绍的方法和步骤，切除胃网膜右血管分支系膜（图 6-1）。

（二）胃网膜左血管系膜切除（含 No.4sb 组淋巴结清扫）

按照第四章第一节介绍的方法和步骤，切除胃网膜左血管系膜（图 6-2）。

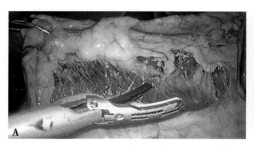 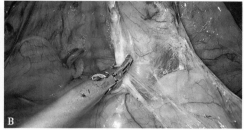

图 6-1 左侧大网膜、胃网膜右血管分支系膜切除
A. 展开左侧大网膜；B. 游离至左侧大网膜横结肠附着缘。

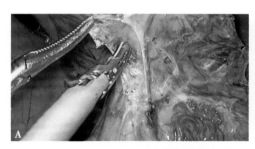 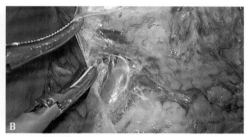

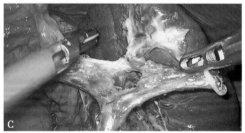

图 6-2 胃网膜左血管系膜切除
A. 切开胰尾上缘的脾胰皱襞；B. 显露尾侧脾动脉；C. 离断胃网膜左动脉，保留脾下极支。

（三）右侧大网膜切除

助手左手距离横结肠上缘 3～5cm 将大网膜向上提起，助手右手在距左手抓持点平行 5cm 处将大网膜向上提起并向两侧展开，主刀医师左手向下反向牵引横结肠，形成三角牵拉使大网膜处于紧张状态，在分离大网膜过程中，助手左手与右手前后交替更换大网膜的提拉位点，始终使大网膜保持一定张力，便于超声刀离断。超声刀自横结肠上缘左侧分离边界开始分离大网膜，然后向右扩展切开范围，分离至结肠右曲，完全游离右侧大网膜横结肠附着缘（图 6-3）。

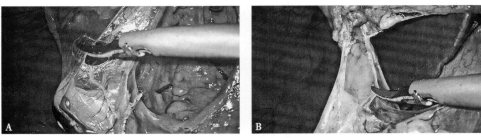

图 6-3　右侧大网膜切除
A. 展开右侧大网膜；B. 游离至右侧大网膜横结肠附着缘。

（四）胃网膜右血管系膜切除（含 No.6 组淋巴结清扫）

按照第四章第一节介绍的方法和步骤，切除胃网膜右血管系膜（图 6-4）。

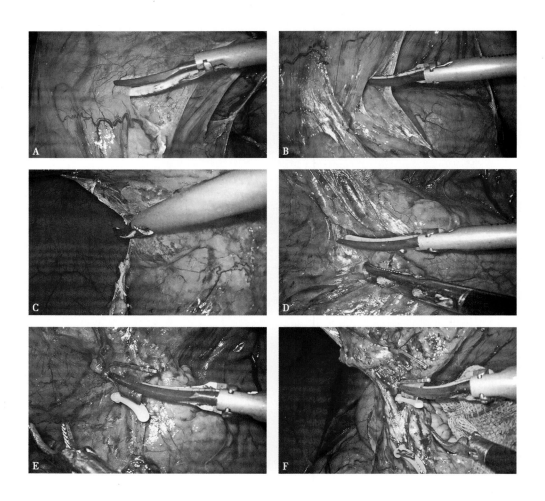

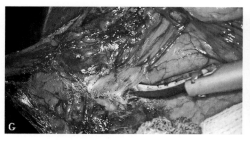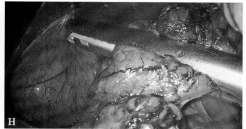

图6-4　胃网膜右血管系膜切除

A. 向右离断胃结肠韧带；B. 切开胃胰皱襞；C. 分离至十二指肠降部外侧缘；D. 显露 Henle
干；E. 清扫 No.6v 组淋巴结，离断胃网膜右静脉；F. 清扫 No.6a 组淋巴结，离断胃网膜右动脉；
G. 离断胰十二指肠上动脉后支达幽门下；H. 离断十二指肠。

（五）胃右血管系膜切除（含 No.5 组淋巴结清扫），肝固有血管系膜切除（含
No.12 组淋巴结清扫）

　　按照第四章第一节介绍的方法和步骤，依次切除胃右血管系膜、肝固有血管
系膜（图6-5）。

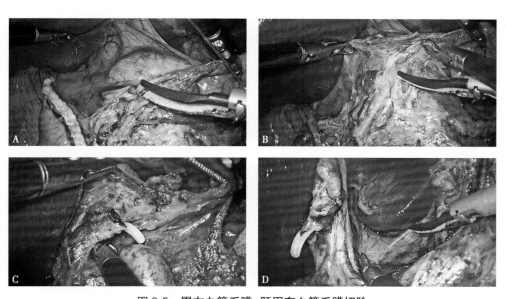

图6-5　胃右血管系膜、肝固有血管系膜切除

A. 打开肝十二指肠韧带内侧缘；B. 清扫 No.12a 组淋巴结；C. 离断胃右血管根部；D. 显露门静脉。

（六）胃左血管系膜切除（含 No.7 组淋巴结清扫），肝总血管系膜切除（含
No.8 组淋巴结清扫），脾血管系膜切除（含 No.11p 组淋巴结清扫），腹腔干系膜
切除（含 No.9 组淋巴结清扫）

　　按照第四章第一节介绍的方法和步骤，依次切除胃左血管系膜、肝总血管系

膜、脾血管系膜、腹腔干系膜（图 6-6）。

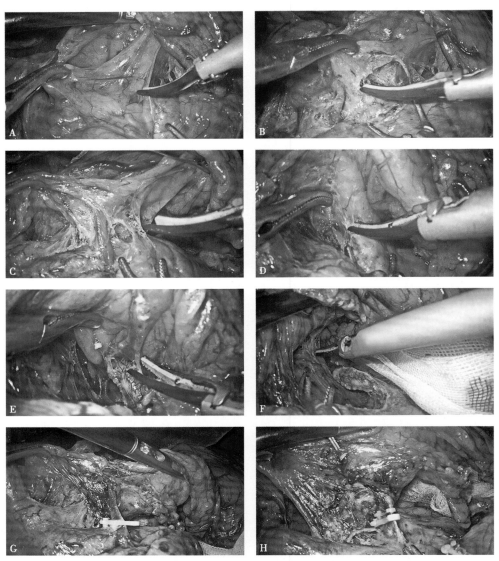

图 6-6　胃左血管系膜、肝总血管系膜、脾血管系膜、腹腔干系膜切除

A. 切开肝胰皱襞；B. 清扫 No.8a 组淋巴结；C. 清扫 No.7 组淋巴结，离断冠状静脉；D. 离断胃左动脉；E. 显露 Uyama 融合筋膜间隙；F. 清扫 No.11p 组淋巴结；G. 往膈肌脚方向清扫 No.9 组淋巴结；H. 显露食管裂孔。

（七）胃左血管分支系膜切除（含 No.3a 组淋巴结清扫），胃右血管分支系膜切除（含 No.3b 组淋巴结清扫）

按照第四章第一节介绍的方法和步骤，依次切除胃左血管分支系膜、胃右血管分支系膜（图 6-7）。

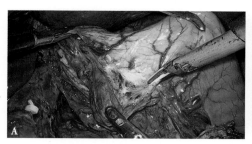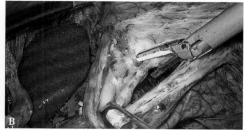

图 6-7　胃左动脉分支系膜、胃右动脉分支系膜切除
A. 打开肝胃韧带后叶；B. 向上分离直至贲门部。

（八）胃左血管贲门支系膜切除（含No.1组淋巴结清扫）

按照第四章第一节介绍的方法和步骤，切除胃左血管贲门支系膜（图 6-8、资源 16）。

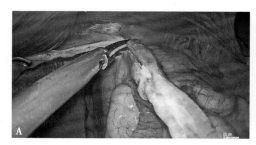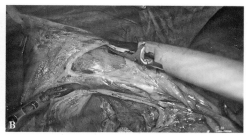

图 6-8　胃左动脉贲门支系膜切除
A. 拓展肝胃韧带"窗口"；B. 向上分离至膈肌处。

三、消化道重建

资源 16　完全腹腔镜根治性远端胃大部切除术——胃及系膜切除

完全腹腔镜下 Billroth Ⅱ式吻合是目前国内较为常用的吻合方式。主要操作步骤如下：完成胃周淋巴结清扫后，切除远端胃，移除标本装入标本袋。上提距 Treitz 韧带 30cm 近端空肠，通常输入袢对胃大弯以利于顺蠕动。用超声刀分别在拟做吻合的空肠对系膜缘和残胃后壁或大弯侧闭合角处开一个小口，分别伸入直线切割闭合器的二臂并使两者靠拢对齐，然后击发形成宽大的胃肠侧 - 侧吻合口，通过共同开口检查是否有吻合口出血，确认吻合满意后，无损伤抓钳抓持侧 - 侧吻合共同开口的两端将其展平，必要时缝合 3 针以便于提拉及更好地对合，最后使用切割闭合器或手工缝合关闭共同开口。于脐上 Trocar 切口处延长至 3cm，取出标本（图 6-9）。

选择 Billroth Ⅱ式吻合重建时，推荐在距胃空肠吻合口 15cm 处行空肠输入袢、输出袢之间 Braun 吻合，以减少碱性反流性胃炎的发生，同时也可降低十二指肠内

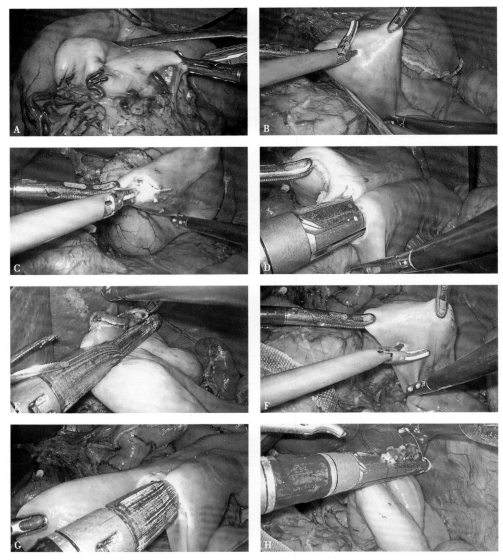

图 6-9 完全腹腔镜下 Billroth Ⅱ 法重建 + 空肠 - 空肠 Braun 吻合

A. 切断远端胃；B. 近端空肠对系膜缘开口；C. 残胃后壁开口；D. 残胃空肠侧 - 侧吻合；E. 闭合残胃空肠共同开口；F. 远端空肠对系膜缘开口；G. 空肠 - 空肠侧 - 侧吻合；H. 闭合空肠共同开口。

张力，减少十二指肠残端瘘的发生。完全腹腔镜下 Billroth Ⅱ 式吻合的技术要点包括：①袢不宜过长，系膜不能扭转；②吻合口可以置于大弯侧或胃后壁，置于胃后壁时应注意胃后壁两条切割线间胃壁有无缺血表现；③关闭共同开口前应常规检查吻合口有无活动性出血等情况（资源 17）。

资源 17 完全腹腔镜根治性远端胃大部切除术——消化道重建

（陈路川 魏晟宏 王 益）

第二节 根治性全胃切除术

一、进腹和探查

同本章第一节。

二、胃及系膜切除

（一）左侧大网膜、胃网膜右血管分支系膜切除（含No.4d组淋巴结清扫）

同本章第一节。

（二）胃网膜左血管系膜切除（含No.4sb组淋巴结清扫），胃短血管系膜切除（含No.4sa组淋巴结清扫）

胃网膜左血管系膜切除同本章第一节，注意为了有利于辨别胃网膜左动脉第一支位置，可于第一分支根部（即胃网膜左血管系膜起始处）离断，也可以于胃网膜左动脉根部离断，将一部分No.10组淋巴结连同No.4sb组淋巴结一并清扫，继续向上离断胃脾韧带内的胃短动脉（图6-10）。

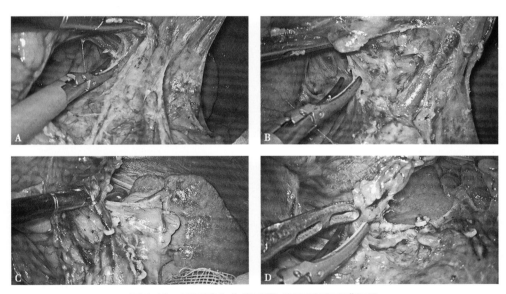

图6-10 胃网膜左血管系膜、胃短动脉系膜切除

A. 切开胰尾上缘的脾胰皱襞；B. 显露尾侧脾动脉；C. 根部离断胃网膜左动脉；D. 继续向上离断胃短动脉。

（三）右侧大网膜切除

同本章第一节。

（四）胃网膜右血管系膜切除（含 No.6 组淋巴结清扫）

同本章第一节。

（五）胃右血管系膜切除（含 No.5 组淋巴结清扫），肝固有血管系膜切除（含 No.12 组淋巴结清扫）

同本章第一节。

（六）胃左血管系膜切除（含 No.7 组淋巴结清扫），肝总血管系膜切除（含 No.8 组淋巴结清扫），脾血管系膜切除（含 No.11 组淋巴结清扫），腹腔干系膜切除（含 No.9 组淋巴结清扫）

同本章第一节。

（七）胃左血管分支系膜切除（含 No.3a 组淋巴结清扫），胃右血管分支系膜切除（含 No.3b 组淋巴结清扫）

同本章第一节。

（八）胃左血管贲门支系膜切除（含 No.1 组淋巴结清扫），左膈下血管胃底支系膜切除（含 No.2 组淋巴结清扫）

胃左血管贲门支系膜切除同本章第一节。

左膈下血管胃底支系膜切除见第四章第一节（图 6-11、资源 18）。

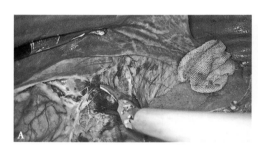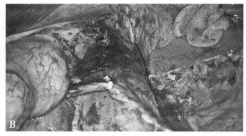

图 6-11　左膈下血管胃底支系膜切除
A. 离断胃膈韧带；B. 左膈下动脉根部离断胃底支。

三、消化道重建

资源 18　完全腹腔镜根治性全胃切除术——胃及系膜切除

（一）反穿刺法放置抵钉座食管 - 空肠半端 - 端吻合

改良反穿刺法即食管 - 空肠半端 - 端吻合（semi-end-to-end anastomosis，SEEA）：穿刺器从残端系膜对侧缘穿出，吻合口空肠侧一半为空肠残端，一半为空肠侧壁。提起 Treitz 韧带下 20cm 处空肠，分别离断空肠系膜血管，充分游离空肠，直线切割闭合器切断空肠，取脐上切口约 4cm 进腹，使用 2-0 带针线穿过抵钉座尖端的小孔，线尾打结，置入腹腔。充分游离食管腹段，于食管前壁做一小切口，经此切口向头侧置入带线抵钉座,将线尾留在食管腔外,然后用直线切割闭合器闭合切断食管,移除标本放入标本袋,提拉线尾反向穿出,拖出抵钉座并抽紧。距离空肠远切端15cm切开空肠侧壁,置入管状吻合器(手套或者PORT保护套包裹),向远端推送后穿出空肠侧壁,转出吻合器连接杆,重新建立气腹,腔镜直视下与食管抵钉座对接,行空肠 - 食管半端 - 端吻合,切割闭合器关闭空肠侧开口。最后用直线切割闭合器在距离食管空肠吻合口远端40cm处将近端空肠与远端空肠行侧 - 侧吻合,并关闭空肠共同开口。这种方法的最大优势在于用切割闭合器代替传统的荷包缝合,简化了操作步骤,易于掌握。

注意要点:①先用腔镜阻断夹阻断贲门,防止胃内容物反流,更符合肿瘤根治原则。②先放置抵钉座再切断食管,在食管牵拉下容易置入抵钉座。③选用光滑且抗张力较强的带针缝线,缝线长度以10cm左右为宜。④保持抵钉座稳定,将直线切割闭合器在抵钉座下方、食管切口上方夹闭食管壁全层,然后通过牵拉缝线拖出抵钉座,再行击发(图6-12、资源19)。

资源19 完全腹腔镜根治性全胃切除术——消化道重建之反穿刺法放置抵钉座食管 - 空肠半端 - 端吻合

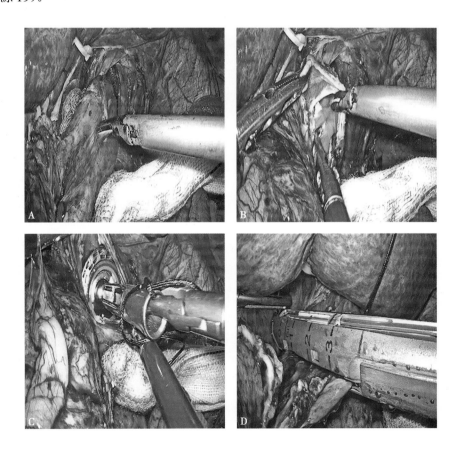

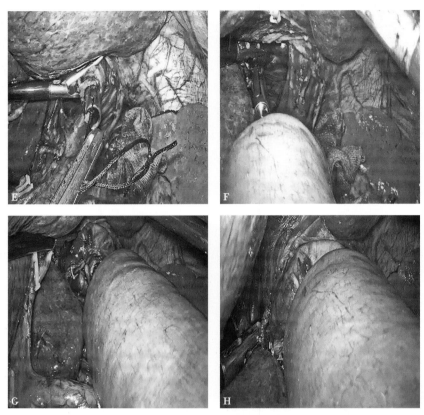

图 6-12　反穿刺法放置抵钉座食管 - 空肠半端 - 端吻合

A. 充分游离腹段食管；B. 食管前壁开口；C. 置入带线抵钉座；D. 离断食管；
E. 拖出抵钉座；F. 转出吻合器连接杆；G. 对接抵钉座；H. 完成食管空肠吻合。

（二）手工荷包缝合放置抵钉座食管空肠端 - 侧吻合

充分游离腹段食管，在食管下段以 2-0 可吸收线行全层荷包缝合预置荷包线，提起 Treitz 韧带下 20cm 处空肠，分别离断空肠系膜血管，充分游离空肠，直线切割闭合器切断空肠，取脐上切口约 4cm 进腹，使用 2-0 带针线穿过抵钉座尖端的小孔，线尾打结，置入腹腔。于食管前壁做一小切口，经此切口向头侧置入抵钉座，将线尾留在食管腔外，然后切断食管，移除标本放入标本袋，提拉线尾引出抵钉座并收紧荷包线打结。距离空肠远切端 15cm 切开空肠侧壁，置入管状吻合器（手套或者 PORT 保护套包裹），向远端推送后穿出空肠侧壁，重新建立气腹，腔镜直视下与食管抵钉座对接，行空肠 - 食管端 - 侧吻合，切割闭合器关闭空肠侧开口。最后用直线切割闭合器在距离食管空肠吻合口远端 40cm 处将近端空肠与远端空肠行侧 - 侧吻合，并关闭空肠共同开口（图 6-13、资源 20）。

资源 20　完全腹腔镜根治性全胃切除术——消化道重建之手工荷包缝合放置抵钉座食管 - 空肠端 - 侧吻合

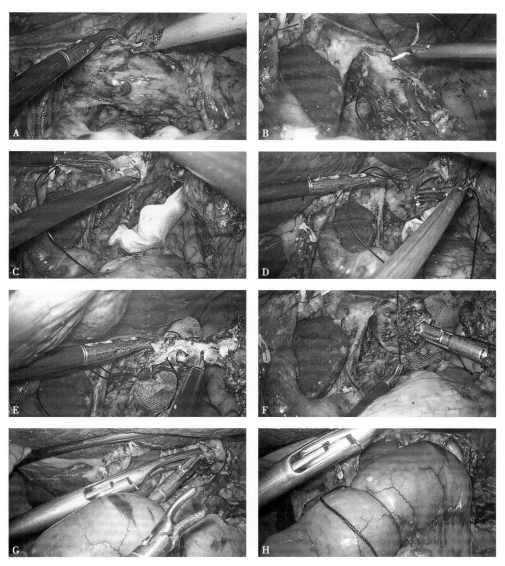

图 6-13　手工荷包缝合放置抵钉座食管 - 空肠端 - 侧吻合

A. 游离腹段食管；B. 食管下段荷包缝合；C. 食管后壁开口；D. 置入抵钉座；E. 离断食管；F. 荷包打结收紧；G. 对接抵钉座；H. 完成食管空肠吻合。

（三）器械荷包缝合放置抵钉座食管 - 空肠端 - 侧吻合

充分游离腹段食管，在食管下段以器械荷包钳钳夹食管预切处，穿出荷包线行预置荷包，提起 Treitz 韧带下 20cm 处空肠，分别离断空肠系膜血管，充分游离空肠，直线切割闭合器切断空肠，取脐上切口约 4cm 进腹，使用 2-0 带针线穿过抵钉座尖端的小孔，线尾打结，置入腹腔。于食管后壁做一小切口，经此切口向头侧置入抵钉座，将线尾留在食管腔外，然后切断食管，移除标本放入标本袋，提拉线尾引出抵钉座并收紧荷包线打结。距离空肠远切端15cm切开空肠侧壁，置入管状吻合器（手套或者PORT保护套包裹），向远端推送后穿出空肠侧壁，重新建立气腹，腔镜直视下与食管抵钉座对接，行空肠-食管端-侧吻合，切割闭合器关闭空肠侧开口。最后用直线切割闭合器在距离食管空肠吻合口远端40cm处将近端空肠与远端空肠行侧-侧吻合，并关闭空肠共同开口（图6-14、资源21）。

资源21 完全腹腔镜根治性全胃切除术——消化道重建之器械荷包缝合放置抵钉座食管-空肠端-侧吻合

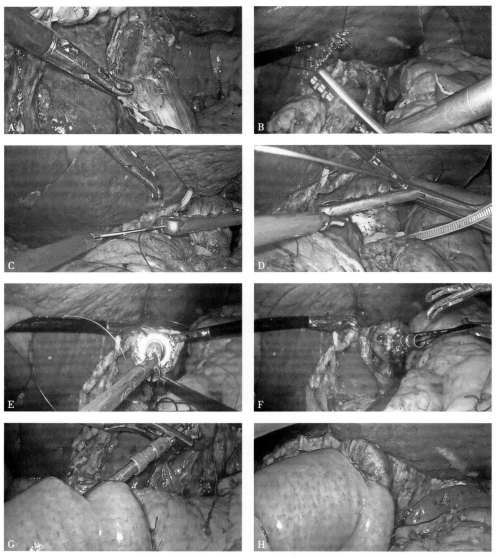

图6-14 器械荷包缝合放置抵钉座食管-空肠端-侧吻合

A. 游离腹段食管；B. 置入腔镜荷包钳；C. 穿出荷包带针线；D. 离断食管；E. 置入抵钉座；F. 收紧荷包线；G. 对接抵钉座；H. 完成食管空肠吻合。

（四）食管空肠改良 Overlap 法吻合

提起 Treitz 韧带下 20cm 处空肠，分别离断空肠系膜血管，充分游离空肠，直线切割闭合器切断空肠，上提至贲门旁。距离断端约 6cm 切开空肠对系膜缘肠壁及食管右后侧壁，以直线切割闭合器行食管 - 空肠侧 - 侧吻合，食管空肠吻合部前后壁中点用可吸收线缝合 1 针及空肠断端边角各缝合 1 针作为牵引线，切断食管并关闭共同开口，移除标本置入标本袋。用直线切割闭合器在距离食管空肠吻合口远端 40cm 处将近端空肠与远端空肠行侧 - 侧吻合，并关闭空肠共同开口。

注意要点：①充分游离食管下段至少 5cm，切断食管时勿过高，建议切断食管距离贲门 <3cm。②保证顺蠕动上提空肠时，空肠系膜无张力。③侧 - 侧吻合时，直线切割闭合器插入食管和空肠时必须注意力度的控制，建议将钉仓臂置入空肠，钉砧臂置入食管。也可使用胃管引导，以协助确认钉砧臂进入食管腔内，避免进入假腔。击发前试行拨动胃管，证实其未被夹入吻合器内。④无论是借助器械闭合还是手工缝合食管空肠共同开口，均应避免浆肌层包埋过多以致发生吻合口狭窄（图 6-15、资源 22）。

资源 22 完全腹腔镜根治性全胃切除术——消化道重建之食管空肠改良 Overlap 法吻合

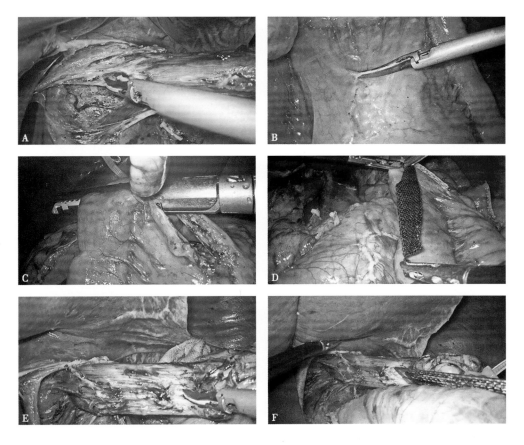

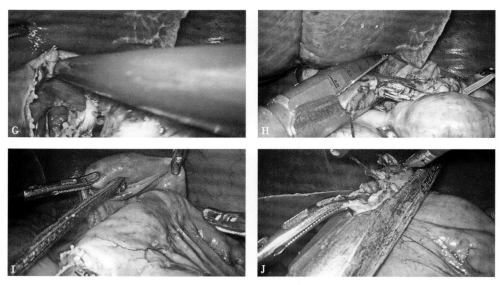

图 6-15 食管空肠改良 Overlap 法吻合

A. 充分游离腹段食管；B. 分离空肠系膜；C. 距 Treitz 韧带约 20cm 离断空肠；D. 距空肠断端 6cm 对系膜侧开口；E. 食管切缘右后侧壁开口；F. 食管空肠侧 - 侧吻合；G. 检查食管空肠吻合 口；H. 闭合食管空肠共同开口；I. 空肠空肠侧 - 侧吻合；J. 闭合空肠共同开口。

（陈路川　叶再生　曾　奕）

第三节　根治性近端胃大部切除术

一、进腹和探查

同本章第一节。

二、胃及系膜切除

（一）左侧大网膜切除

同本章第一节。

（二）胃网膜左血管系膜切除（含 No.4sb 组淋巴结清扫）

同本章第一节。

（三）胃左血管系膜切除（含 No.7 组淋巴结清扫），肝总血管系膜切除（含 No.8 组淋巴结清扫），脾血管系膜切除（含 No.11 组淋巴结清扫），腹腔干系膜切除（含 No.9 组淋巴结清扫）

同本章第一节。

注意胃后动脉常有分支发出形成脾上极支,因此不要急着离断胃后动脉根部,需全程分离后确定无脾上极支形成方可离断。注意此处的系膜床为 Gerota 筋膜的不同延伸段。

(四)胃左血管分支系膜切除(含 No.3a 组淋巴结清扫)

同本章第一节。

(五)胃左血管贲门支系膜切除(含 No.1 组淋巴结清扫),左膈下血管胃底支系膜切除(含 No.2 组淋巴结清扫)

同本章第二节(资源 23)。

资源 23 完全腹腔镜根治性近端胃大部切除术——胃及系膜切除

三、消化道重建

笔者所在中心多采用完全腹腔镜近端胃双通道吻合,该方法在离断近端胃后,先行食管空肠 Roux-en-Y 吻合,然后将残胃与食管空肠吻合口以远 10～15cm 处的空肠行侧 - 侧吻合,食物通过食管空肠吻合后可分别从残胃及空肠两条通路进入远端空肠,故称为双通道吻合。但在某些情况下,双通道吻合时食物并不总是如预期的那样顺利地进入胃和十二指肠,大多数食物往往直接进入远端空肠,如果摄入的食物不能通过残胃,双通路重建可能对患者没有益处。当大部分食物通过空肠路径逃逸时,近端胃切除术的功能益处可能与全胃切除术类似,可以通过改变胃空肠吻合口的大小和方向,使大部分食物进入残胃。

操作方法是距离肿瘤远端约 5cm 从胃大弯至小弯用 2 把直线切割闭合器闭合切断近端胃,胃前壁做一小切口以备吻合。距 Treitz 韧带 30cm 处切断空肠及系膜血管,上提至贲门旁。距离空肠远断端约 6cm 切开空肠,距离肿瘤近端约 3cm 处切开食管下段左前侧壁,完成食管 - 空肠侧 - 侧吻合,再以直线切割闭合器切断食管并关闭共同开口,移除标本,置入标本袋。距离食管空肠吻合口 20cm 处切开空肠,置入直线切割闭合器,与残胃行残胃空肠侧 - 侧吻合,再以直线切割闭合器关闭共同开口。距食管空肠吻合口远端 45～50cm 空肠处开口,与距 Treitz 韧带 30cm 处空肠行近端与远端空肠侧 - 侧吻合,再以直线切割闭合器关闭共同开口(图 6-16、资源 24)。

资源 24 完全腹腔镜根治性近端胃大部切除术——消化道重建

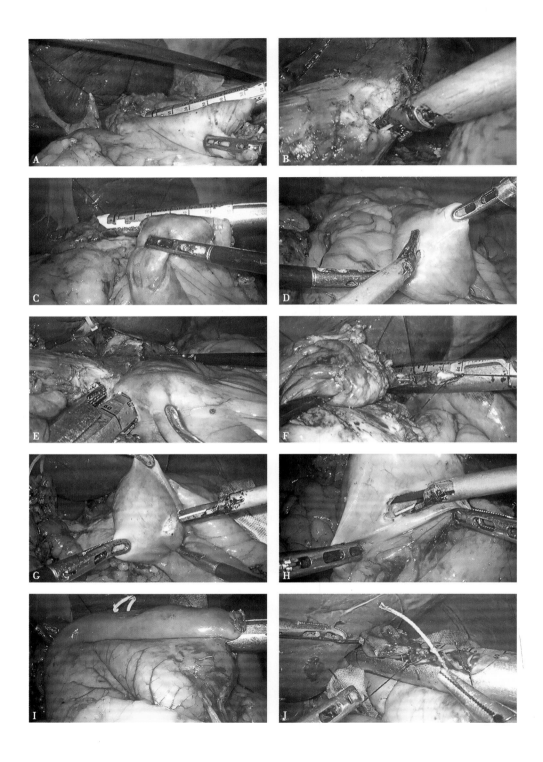

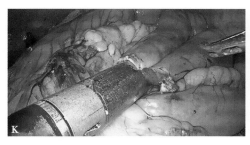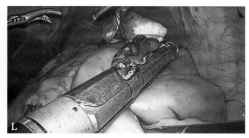

图 6-16　完全腹腔镜近端胃双通道吻合

A. 离断近端胃；B. 食管下段左前侧壁开口；C. 距 Treitz 韧带 30cm 切断空肠；D. 远端空肠开口；E. 食管 - 空肠侧 - 侧吻合；F. 闭合食管空肠共同开口；G. 距食管空肠吻合口 20cm 处空肠开口；H. 残胃前壁开口；I. 残胃 - 空肠侧 - 侧吻合；J. 闭合残胃空肠共同开口；K. 距食管空肠吻合口 45～50cm 空肠侧 - 侧吻合；L. 闭合空肠共同开口。

（陈路川　魏晟宏　王　益）

第四节　保留幽门根治性胃切除术

一、进腹和探查

同本章第一节。

二、胃及系膜切除

（一）胃网膜右血管分支系膜切除（含 No.4d 组淋巴结清扫）

主刀医师左手与助手右手前后交替更换胃结肠韧带的提拉位点，始终使胃结肠韧带保持一定张力，在胃网膜血管弓外侧切开胃结肠韧带至结肠脾曲，清扫 No.4d 组淋巴结（图 6-17）。

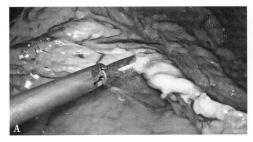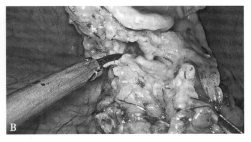

图 6-17　胃网膜右血管分支系膜切除
A. 切开胃结肠韧带；B. 分离胃结肠韧带至结肠脾曲。

（二）胃网膜左血管系膜切除（含 No.4sb 组淋巴结清扫）

同本章第一节。

（三）胃网膜右血管系膜切除（含 No.6 组淋巴结清扫）

同本章第一节（图 6-18）。

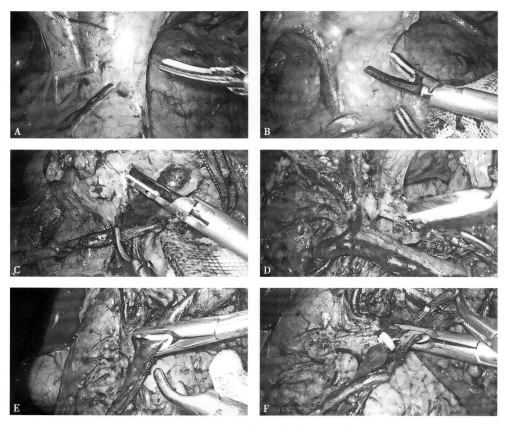

图 6-18　胃网膜右血管系膜切除

A. 切开胃胰皱襞；B. 显露 Henle 干；C. 清除根部的 No.6v 组淋巴结；D. 显露幽门下动、静脉胃壁分支；E. 离断胃网膜右静脉；F. 离断胃网膜右动脉。

（四）胃左血管系膜切除（含 No.7 组淋巴结清扫），肝总血管系膜切除（含 No.8 组淋巴结清扫），腹腔干系膜切除（含 No.9 组淋巴结清扫）

同本章第一节。

（五）胃左血管分支系膜切除（含 No.3a 组淋巴结清扫），胃左血管贲门支系膜切除（含 No.1 组淋巴结清扫），胃右血管分支系膜切除（含 No.3b 组淋巴结清扫）

助手挡开肝脏脏面，显露小网膜，术者沿胃右血管、肝十二指肠韧带肝动脉左侧及迷走神经肝支下方离断小网膜囊。迷走神经肝支在腹腔镜下很容易辨识，但须注意部分患者迷走神经肝支呈多支状，术中须注意保护。此外，为避免超声刀的热损伤，建议切开小网膜囊时，超声刀刀头距离迷走神经 5mm 以上。在迷走神经肝支起始部远端离断迷走神经胃前支，并沿胃小弯清扫 No.1 组及 No.3 组淋巴结（图 6-19）。（资源 25）

资源 25 完全腹腔镜保留幽门根治性胃切除术——胃及系膜切除

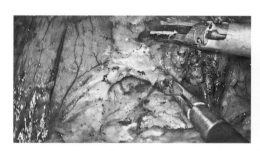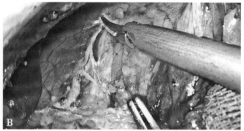

图 6-19 胃左血管分支系膜、胃右血管分支系膜、胃左血管贲门支系膜切除
A. No.3 组淋巴结清扫；B. No.1 组淋巴结清扫。

三、消化道重建

笔者所在中心多采用完全腹腔镜下残胃侧 - 侧吻合，吻合方法为完成腹腔镜下清扫后，行术中胃镜检查定位并确认安全切缘。刻度尺测量肿瘤下缘距幽门的距离，在距幽门 2～3cm 处断胃。为降低术后发生胃排空障碍的风险，应尽量保留充足的胃窦长度，如条件允许，以保留 3cm 以上胃窦为宜，但同时须保证切缘距离肿瘤远端边缘 2cm。注意断胃时避免组织钳直接钳夹胃窦部，以免造成胃窦部水肿。然后距离肿瘤近端边缘 2cm 以上横断切除标本：切割闭合器自大弯侧横向钳夹胃体 4～5cm，横断后以备吻合，然后侧 - 侧吻合切断并关闭剩余胃体至小弯侧。近端及远端切缘分别送术中冷冻病理学检查，如术中冷冻病理学检查显示切缘阳性，建议改行远端胃大部切除术。如显示阴性，在近端残胃和远端残胃前壁开口，置入直线切割闭合器行残胃侧 - 侧吻合，再以直线切割闭合器闭合残胃共同开口（图 6-20、资源 26）。

资源 26 完全腹腔镜保留幽门根治性胃切除术——消化道重建

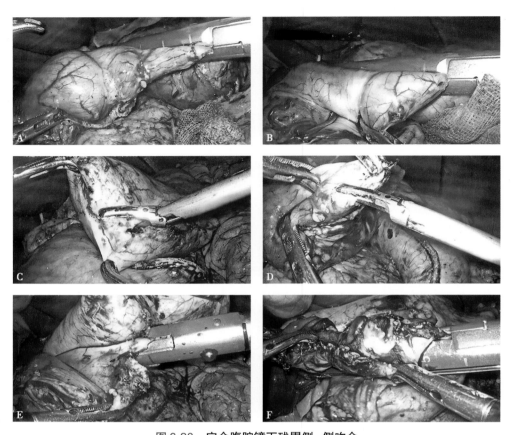

图 6-20 完全腹腔镜下残胃侧 - 侧吻合

A. 离断近端胃；B. 离断远端胃；C. 近端残胃前壁开口；D. 远端残胃前壁开口；E. 残胃侧 - 侧
吻合；F. 关闭残胃共同开口。

（陈路川　叶再生　曾　奕）